海外館藏中醫古籍珍善本輯存（第一編）

第三十三册

劉金柱　羅　彬　主編

先哲醫話（二）
醫事說約
醫事說約

廣陵書社

醫案醫話類

先哲醫話（二）

卷下

〔日〕淺田宗伯 著

〔日〕松山挺 校

勿誤藥室藏 明治十三年刻本

先哲醫話目録

下卷

先哲醫話　卷下　目録　一　勿誤藥室藏

今古醫言 卷一

多言齋室藏

先哲醫話卷下

信濃　淺田惟常識此著
信濃　松山挺資剛校

永富獨嘯庵

獨嘯庵能脫洒風塵。義氣慷慨。似不屑醫。而至其失鑒誤治。詳錄以為後圖。是以年雖未滿強仕。治術多可見者。今就其遺著鈔一二云。

痢疾初起尤可重發汗。而俟邪氣聚于胃。與大小承氣湯為得也。按疫痢汗下之機。最為緊關。其初發汗散透。則十可治七八。若裏證不失下劑之機。則痢後諸患無起。誤其機則多至脫候。
傷寒二三日。脉沉數。虚里如奔馬。或心下痞鞕者。後皆為大患。

病勢緩者。死生易審定。如勞瘵膈噎鼓脹之類是也。病勢急者。死生難預決。如傷寒麻疹痘瘡之類是也。醫須精苦勿誤此機。

癲癇固為難證。而男子情慾未發者。女子天癸未至者。灸藥得當。則十可治四五。但禀之於先天者。決為不治。

家猪膽。通壅滯。下逆氣。功不讓熊膽。熊膽多贋。非精鑒者不能辨也。拙軒曰。按諸膽功用相均。牛膽猪膽亦可代用。勝贋熊膽遠甚。

韓參潤渴下氣。其功過諸藥。而世或謂韓參製焙失其性。不如芳野之產。可謂冤矣。余聞之對馬人。韓參肥大長四五寸者。人含之則走不必喘。雖冒煙火。亦不爲熏殺。又聞插花者言。採牽牛花。吹咀韓參。傳其莖中。則不急萎。蓋韓參當暑月。浸諸甌水。俄而噴出泡沫。如濁酷淳沸之狀。故用之。足以見此說之確矣。

今世患黴毒者。多兼氣疾。故處方不兼理氣之藥。則毒氣凝而不散。

淋疾痔漏。亦因氣發者不爲少。攻之兼理氣之藥可也。

痿躄初發。其人無濕毒及瘀血之諸證。而心下痞鞕弦急者。是為氣疾。宜吐之。而後服瀉心湯為佳。

勞瘵不可治。似勞瘵者可治。膈噎不可治。似膈噎者可治。世醫動謂能治之。蓋其似者耳。

吐血因酒者易治。因氣者難治。一發尚可再發多死。

吐血後見腫者危矣。

人多思慮火易動。火動則津液涸。加之恣慾則為腎勞。腎勞亦多氣疾。

氣疾為痿躄者。其陰多先縮少。及其將愈。其陰先舒暢。

黴毒稟于胚胎者。決不治。假令一旦得痊。後必發為人父母者。可不慎之於其初乎。

痙病有表證。而手足拘攣癱瘓者。以葛根湯發之。表證既去。拘攣癱瘓不休者。與大柴胡湯而愈。

中暍吐瀉。手足厥冷者。有二途。一宜四逆湯。一宜白虎湯。醫應湛思診之。（霍亂熱厥冷厥之辨。亦宜審之。）

金匱胸痺心痛之治方。多用桂枝附子。而澆薄之世。人民黠而多欲。以鬱蒸氣火。故可苓連者多。可桂附者少。宜勿詳其證候而誤之。（仲景門牆之外。別闢畦徑。非精思治術者。孰能爲之。）

產後血氣易涸。尋勞傷精神。則舌乾泄利。發咳爲勞。

又新產時惡露不全盡，則凝結上衝，舌爛泄利，發咳爲勞。蓐勞說二途，誠不磨之論，專門產科，恐未能明悉此義。

傷寒二三日，心下痞鞕，脉沉數者，後爲大患，可微吐之。傷寒行吐，不可過二三回，得一快吐則止。用瓜蒂三分若五分，其冶一逆，則急者促命期，緩者爲壞證。

傷寒與承氣湯不得下者，當行吐方，而後再下矣。此諺所謂欲得南風，先開北牖之意。尿閉亦有此法。陳修園曰：譬之滴水之器，閉其上竅，則下竅不通，去其上竅之閉，則水自通矣。用補中益氣湯，或吐法甚妙，是也。

傷寒外證已解，胸中有停痰宿水者，微吐之。

月事積年不來，心下痞鞕者，及淋疾濁證，心下痞鞕，諸藥無驗者。當先與吐方。而後服對證藥。

痿躄初起暨病將發者。其心下有痞則先吐之為佳。荻元凱曰、暴得痿病。腰股兩足皆不遂。脈滑而有力者。宜先與吐方。而後用烏附劑。

欲决病之治不治。定死生之期者。當審腹中虛實。凡候腹之法。如易而實甚難。何則有如虛而實者。有如實而虛者。有因邪而虛。邪祛而實者。有因邪而實。邪祛而虛者。其訣得於手而應於心。父不可以喻子焉。

水陸草木之花實不一。有乍開乍落者。有倏花倏萎者。有花盛而無實者。有無花而結實者。有花小而長存者。有花大而乍落者。疾病之染人亦如此。醫當察其閑落之機慎芟刈之期。

醫爲病制則雖藥峻劑大其病不易治也醫制病則雖藥慢劑小其病可治也醫宜謀諸未病之日徵諸既病之日矣。拙軒曰醫爲病制醫制病語極妙醫書中無此文字學者免爲病制之醫則難矣。

閱諸病者不治而自愈者百人之內不過六十其餘四十十人者必死證十人者難治十人者險證非良醫不能救特下工所療者十人耳世醫不知此區別漫忽施治取狂妄之名遂歸罪於古方何不省之甚哉余奉古方以汗吐下之方療癲癇勞瘵喘息鼓脹

嗝噎之類數年。始知此區別。診視不迷。左右逢源。而後信古人之技。不在既病而在未病也。

惠美寧固

獨嘯庵遊藝州也。專講吐方。始學之者爲奥文叔。其次爲惠美寧固。寧固亦與吉益東洞。切劘古方。别爲一家。其徒所著寧固醫談。吐方私録。吐方撮要。斑斑可以徵古方之盛焉。

淨心誡觀曰。四百四種病。以宿食爲根本。三塗八難。以女人爲根本。又南海寄歸傳。載斷食療病。據之則食之一途爲病最夥。而吐之一法。袪病最爲捷徑矣。

拙軒曰。百病飲食爲本。人唯與口謀。而不與腹謀。故往生致災。將食問諸口。曰可也。問諸腹。曰未可也。乃止。口從腹從而后下箸。此是養生第一義。右出廣瀨梅墩塗說。雖不關吐法。語甚有味。

水氣妨氣道喘急腫脹者宜鎮氣道水氣越婢加术苓。木防已加苓萁服石中黄丸爲佳

食慾之害人甚於色慾而世人徒知色慾之害不知食慾之害悲夫

小兒疳眼大人雀目皆因胃中宿毒妨害精氣之運用。小兒早斷乳爲飲食者此證最多按其腹心滿故祛胃中之毒爲要

傷寒病胃實與水結易混而水結證有宜下劑者有宜附劑者。舌胎脉候當精思甄别。

消渇有因黴毒潜伏者。不可不知。

因閼逢（方名）瞑眩。而口中腐爛者。將嚴醋少少嚥下爲佳。若煩渴熱者。白虎湯加黃連。咽喉及口中痛者。甘連湯加大黃桔梗。

天行熱病。而手或舌上瞤動者。爲凶候。（此證有發癇卒厥而死者。）不可忽視。

病後禿落者。貼蒲黃霜爲佳。（拙軒曰。此證反鼻霜麻油調。塗患處亦佳。）

小便閉者。瓜蔞實二錢爲散服效。此理可玩。

狂喘勞三病。皆屬胎毒。毒攻心中者曰狂。攻骨骭者曰勞。攻胸膈者曰喘。其根同而枝葉異也。若狂愈而爲勞者死。

大便閉與巴豆大黄等不通者。他藥中加木香効。按三和散中木香。即此意。

渴有因水氣者。有因熱者。又有病將解而發渴者。可辨。

傷寒有自得吐者。為佳兆。若不吐則為結胸。若欲吐不吐者。可與一物瓜蒂散。

動悸有因氣血凝滯者。凡血氣之所凝。皆為動悸。不止心下也。

喘家不可妄吐。苓桂朮甘湯加蘇子杏仁佳。

禿落宜苓桂朮甘湯。雀目亦與之。盖此二證為同因。

何則水氣凝滯於頭中。毛髮不能爲之榮。故禿落。水氣壅遏於上部。精華不能爲之注。故晡時失明。其理一而方亦活。（拙軒曰。融解貫通。圓機活法。）

黃胖。其因多屬胃中不和。爪甲白剥者。胃氣不足。氣血不能達也。

一男子頭并兩手振掉不止。得之二三年。腹中和飲食如故。余謂仲師所謂四肢聶聶之類。與防已茯苓湯愈。

和胃湯本於芍藥甘草湯。故任脉拘急者。與之尤效。若不差者爲建中湯。蓋此證疑似柴胡湯。然柴胡專係心下。此方全涉腹中也。

山錫杖。一名土山母。主瘀血痛。故能治產後手足疼痛。

小便閉。先與調胃承氣湯加滑石爲得。按雜峯方。治大小便不通。煩亂。四肢漸冷。無脉。以大承氣湯。此即通後竅而前竅自開者。此方即係前後雙解。亦一手段。然施之於虛憊溺閉者。恐生大害。金匱八味丸主治。宜參照耳。

陰狐疝多難治。而胡蘆巴丸能治之。予近得之於江都醫人稻村三伯者。

治舌疳。椰子油一味煮沸。以木綿浸之。色黃爲度。將其綿貼疳上。以燒鍼熨其上。日二。以不堪其熱爲知内服涼膈散加石膏。時時與豆黃丸下之。拙軒曰。此方奇甚。他日須試之。燒針直刺痞上。止腐蝕者。予亦屢用。十中可治三四。

鼓脹。勞瘵。陰狐疝。膈噎。夭刑。喘息。肺痿等。槩屬不治。故不敢下手。

反胃。先與柴胡瀉心湯陷胸湯等。踈其胸腹。而後與吐劑則全愈。

遠年患腹痛者。吐之則愈。又安中散加姜黃。蒼龍丸奏效。

漆酒治瘀血痛。其效勝於起癈丸。又能治舊腹痛。中其肯綮者必發吐下。

凡欲行吐方，先審其腹候。其心下堅實者，與瀉心、陷胸、紫胡之類，制其胸腹之毒。一二月或三五月而與吐劑爲得。不然則吐方無效，且不堪瞑眩也。土生昌有嘗從窋固受吐法，其說曰：凡用吐劑，先與黄連解毒湯六七日，而後用之。詰朝啜熱稀粥一椀，禁午食。瓜蒂散六分，以豆豉湯送下，少頃爲吐。吐了，又與瓜蒂散，如前法。又吐了，更服壚湯一椀吐之。又將拈紙探吐。凡吐四次，始藥力達背膂，而後徐徐進熱稀粥一碗。又與黄連解毒湯六七日，或兼用滾痰丸。此吐法之大槩也，宜參用。

心下有小塊，或病毒妨氣道，短氣者，不可吐。

服駿下劑，以平旦爲是。前夕宜減晚餐，其明服之。若食穀在胃，則反發嘔吐，無藥效。如徵下法，則非此例。

也。
用瓜蒂散。瓜蒂三分。赤小豆三分。亦以平旦爲是。服畢將吐者。一人持其首。一人按其章門穴。以要快吐。吐時宜少俯首。其人嘔氣不止者。藥力在中也。宜強吐之。或塩湯促之。胸中煩悶者必發吐也。若欲止者與砂糖湯。若病不差者。又當與獨聖散三分。此機非熟達者。難施用。凡服瓜蒂散後下利者爲吐已之候。又發渴者。及舌上發黃黑胎者。爲毒盡之徵。吐後一日禁食餌。至翌日少與糜粥。不可遽食膏粱油膩。若犯之滯食至死。
淋疾小便難通者。蠶砂二錢。滑石一錢。甘草五分。煎服頓愈。

老人患淋疾。四五年不治。或至死者。是積年之毒。流注於膀胱也。其治在胸中。宜三黃瀉心湯加阿膠滑石。兼化毒丸。

淋疾先施對證方藥。外以手巾浸熱湯。蒸腰眼八髎邊。又將陰莖插入竹筒中。蘸之於熱湯中。須臾欲小便時。以手摩擦小腹通之。所謂淺閉術。一蒸一擦。互施之下焦氣運。小便分利。不然則雖服藥無速效。

千金漏蘆連堯湯。以芎藭代漏蘆効。大黃牡丹湯亦以白芥子代瓜子。白芥子能散血故也。按聖濟總錄大黃牡丹湯用消石芥子名大黃湯。與此說暗合。

外臺桔梗湯。能治肺癰始萌者。雖證候未具。口有腥臭者。用之尤效。敗醬或代葶藶。

小兒陰狐疝者。水氣着經絡。注陰囊者也。附子茴香甘遂之類。爲末服之効。

小兒喜食焠炭或壁土者。輕粉砂糖等分爲末。糊丸服之。消疳飲紫圓亦効。

小兒聤耳。獨聖散點入於耳中則黃水出。即令兒橫卧去其毒水。

啞者係胎毒壅閉上部也。耳不聾者可治。聾者不治。

小兒初生。湯藥不能下咽。而溢鼻者爲惡證。

小兒驚風。角弓反張欲死者。紅花欝金等分爲散。以新汲水送下得效。

生兒両手瞤動如弄傀儡。臍下左邊拘急者。與千金陷胸湯。兼用紫圓速效。凡毒着胸中者。陷胸湯主之。

胡黃連能解胎毒。故古人往往用以治小兒五疳。今甘連湯加之特效。此品本草云。治女人胎蒸。消菓子積。亦可活用。檽宗仙院以此品一味爲糊丸。治婦人惡阻不止者亦奇驗。

婦人赤白帶下。其病多根抵於心下。故與三黃瀉心湯加阿膠滑石。兼用化毒丸。

凡不論男女。中年以上。腸胃生癥癖。腹底如石者。及平生舌生黄黒者。若得新病。雖輕淺。荏苒延日。治之有法。當先治其新病。若誤攻其癥癖。則反生大害。若新病差後。其癥可攻。則當治其痼疾。仲師先治其卒病之旨。其說最著明。

婦人前陰生䘌者。與汞劑效。此恐陰䘌。俗擦以輕粉速愈。

婦人陰門大腫者。龍膽瀉肝湯効。

婦人經事不調因飲食者。多下白濁汚物。宜審耳

一婦人崩漏百餘日。衆工束手。余與茯苓四逆湯加浮石愈。

子癎。世以爲胎中子病誤也。此證多因催生。水毒衝逆者也。故與瓜蔕散吐之。則分娩而其證速愈。又與千金陷胸湯能參湯可。蓋此證與產後痙病相似而大異。

姙婦惡阻。飲食不下。諸藥無効者。宜桔白丸。恐桔梗白散爲丸者。

難產者。得小吐則愈。是升降氣通故也。世醫或用鹿角菜雲母。余概用瓜蔕。

一婦產後。腫脹數日。氣息促迫。喘滿絶汗。小便不通。食不進。衆醫以爲不治。余謂留飲之所爲。與甘遂半夏湯。一服淡水吐出。須臾瀉下如傾。諸證漸愈。

一婦平生便秘。心下動悸。加之頭熱。不堪風寒。耳前後生疣瘩。瘡痒難忍。歷三年而不愈。與反鼻解毒湯。芎黃散安。

産後胞衣不下。氣逆吐臭沫者多死。

産後血暈。有屬水氣者。不可不知。

産後失心。不省人事者。得吐則愈。又有宜附子瀉心湯者。

膈噎。壯年者可治。四十以上者。必不治。

膈證心下結塊。累累如拳者爲惡候。又舌上發紫色斑者同之。

人過強仕而發膈噎者。此年來宿毒凝結于胃中。漸上迫塞於喉間。胃中爲之萎縮頑固。按之自心下至臍下。如撫竹筒也。此證誤與吐劑。則不堪瞑眩速死。

世所謂肺痿肺癰。間有屬胃口留飲者。今以吐劑湧之。膿血粘痰。多出於食道。不可概爲肺而治之。

黴毒散漫周身者。必發熱。宜刺委中尺澤出血。

中砒石毒者。與白虎加黃連湯。飲冷水亦佳。

桔梗能內托瘡腫。治咽喉痛。亦不過此意。此品生乾尤效。水晒者無效。本草綱苦梗者。恐是生梗。

曲下脫直字

樺皮能排毒氣。永田德本多用之。曲瀨道三亦使之。

樺説見本朝醫談青嚢瑣探。未確。寧固單用樺皮近是。○拙軒曰。青洲翁荆防敗毒散加樺皮。名十味敗毒散。爲諸瘡套劑。盖本此。

仙人草專治口中病。故瀉心陷胸等方中加之妙。

脹滿皷脹。其發非一朝一夕之故。若病欲解發大熱。或發譫語者。爲吉凶之界也。

脹滿皷脹絶穀者。與赤小豆薤等間效。

五寶丹。能治痿躄。不可不知。世醫以五寶丹。爲專治上部結毒之藥。故有此言。

舌瘖難治。但痛者可救。

吐血下血，色黑者不可止；鮮血者可止。灸命門捷效。

健忘屬畜血者，宜抵當丸。

頭汗多因胸中逼迫，故結胸類必有之。

脚氣衝心，與控喘丹效。

脫肛不愈者，食鱉頓愈。若愈後發咳嗽者，遂成勞狀死。

張子和曰：水病脉洪大者可治。余驗之洪大者屬實，可治。若弦滑者，必有急變。

嬰兒頓嗽，與左金丸愈。蝙蝠霜亦効。蝙蝠霜名獨聖散。片倉鶴陵用鼺鼠霜亦効云。

一士人年三十所。項背強直。不能回顧。加之背肋牽痛。右脇下鞕結如伏卵。捫之不堪痛楚。其狀如木偶。起居動止皆廢。衆醫治之無効。余診之曰。他年肉食之所毒。不祛宿毒則不能愈。某曰。實然。去年役于江戸。屢食野猪。爾後發斯患。因以陷胸湯桔梗白散吐下之。尋與國木湯加土茯苓全愈。余常以土茯苓解肉毒。故加之。

小兒痘後顏色萎黃。吐乳者。上焦欝毒未解也。與紫圓三九日三服愈。

救急易方以蝸牛水治消渴。余乃治消渴。用蝸牛霜。

反便捷奏効因名三國散取之於莊子則陽篇也

一夫得病二三年頭面及兩手大戰掉胸腹無餘證飲食二便如常此病在絡者古人所謂四肢聶聶動也宜防已茯苓湯

霍亂不止夏月四時共有之小兒尤多大抵理中湯主之按外臺有冬月霍亂字可徵焉

産後痿躄爲難治初服烏頭桂枝湯尋用荊芥湯而已或間服汞劑效

一婦乳岩腫起頗難治一夜夢友人來告曰宜當歸生姜羊肉湯余從其言用之大托膿血因兼用關逢

丸梅肉九等全愈。羊肉吾邦乏用。今代用牛肉。

水腫堅實。肌表見紫黑色者屬實也。宜發汗。一人年五十許。患此證。余與麻黄加朮湯。發汗數日全愈。

水病急大汗出。或急泄利。或急腫減者。反爲惡候。不出四五日死。又有醫數下之。續爲大下利。腫氣急減而死者。蓋治水氣之法。譬之於傾滿盆泥水。急傾之則滓泥必着盆底。緩淘以傾之。則水與泥滓同去。故與汗下之藥。要緩攻。若急攻之。則病去身斃。不可不愼焉。

仲師曰。水病脉出者死。譬之於溺水者。有生氣者必沉。既死者必浮。其元氣衰者。脉自浮。元氣不衰者。脉自沉微。故水病脉浮滑爲凶。沉實爲吉。聖訓千古不磨也。

腋臭及聤耳有膿者。皆屬胎毒。

過酒後吐下或心下痛者。葛根黄芩黄連湯有效。按傷寒論。酒客病不可與桂枝湯條。柯琴注云。仲景用方慎重如此。言外當知有葛芩連以解肌之法矣。偶與此符合。

下後心下痞鞕不能食者。茯苓飲尤効。按吳氏曰。痰邪留於心胸。令人痞鞕。下之痞應去。今反痞者虛也。以其人或因他病先虧。或因新產後。氣血兩虛。或稟賦嬌怯。因下益虛。失其健運。邪氣留止。故令痞滿。今愈下而痞益甚。若更用行氣破氣之劑。轉成壞證。宜參附益氣湯。

此與茯苓飲證相反者。若誤投之。禍不旋踵。

肺癰吐膿血。胸中痛者。與對證藥。兼服伯州散則愈。

雀目。與苓桂朮甘湯加車前子爲佳。

縮砂投酒中。酒忽化爲水。故能解酒毒。又并消食也。

中河豚魚毒者。可以藍汁吐之。染匠新製者最宜。凡中毒。吐藥爲佳。藍汁即其一也。

凡服吐劑。自辰牌至巳牌爲佳。服下劑以人定後臨卧爲佳。利水之劑亦然。夫人日中百事紛錯。元氣爲散。入夜安卧。精氣下行。故通利之藥。最宜臨卧也。

小兒常食多好惡。日羸瘦腹滿者。由膏腴之毒熏蒸

腸胃故腹滿肉脱飲食爲好惡也治法宜驅腸胃之毒流通津液古人用消痞湯亦不過此意然此證多屬不治

平素健啖者有忽發身體強直或不遂者不可妄藥但減飲食則必自愈寧固曰病多成於食毒專用吐劑而於此證云不可妄藥高出前人一籌

衄血諸藥無效者三黄瀉心湯中加荊芥二錢奇効按衛生家寶治血氣妄行其出如湧泉口鼻皆流側柏散側柏葉人參荊芥穗共三味此亦荊芥爲効者而其治虛實相反並存而可

福嶋慎獨軒

慎獨軒嘗受松原一閑齋衣鉢。林棲於芳野數十年。志不拘檢。神情曠蕩。無甚可否。是以其理療自然融活。不似當時古方者流所爲。門人中川故能記其成蹟。著芳翁醫談。亦可謂翁之忠臣矣。

凡腹中有塊。而發攣急氣急等證者。不論血塊積聚與起癥丸效。

其腹有塊。而腹裏拘急。形體瘦削者。名曰乾血勞。起癥丸長服爲是。

反胃難治。然驅除停飲。和胃氣則得愈。宜長服小半夏加茯苓湯時時以大黃甘草丸除其腐穢。

中風卒倒者難治與附子瀉心湯間得效。

偏枯言語蹇澁者與麥門冬湯加石膏但偏枯者與續命湯。此證石膏最爲主一貼用至五錢。偏枯用石膏山脇東洋原之於續命風引諸湯翁亦同時同見所以古方盛也。拙軒曰麥門冬湯加石膏似戾立方之本旨然用之往往奏奇効古方之妙不可思議。

偏枯癱瘓及痿躄麻痺者皆係陽氣衰癈故雖用烏附之類不能奏効。

休息痢因穢物不盡宜服篤落丸下之兼用半夏瀉心湯之類。

下利久不止。其證如休息痢而無膿血。唯水瀉時作時止。腹滿時痛。瀉則覺快。日漸羸憊。面色萎黃。惡心或吞酸者。非巴豆則不能奏効。故用篤落丸。兼服半夏瀉心湯爲佳。紫圓治久痢亦此意也。

癎證百端不可枚舉。而眼胞惰數瞬。呼吸促迫如喘之類。三黃瀉心湯最效。若衝逆甚。自汗出者。前方加牡蠣。若見諸怪證者。兼用辰砂丸。

癎家概治。千金温膽湯爲最矣。凡諸證變出不定者。皆係肝膽之氣欝。宜主此方。而勿眩其證妄易之。

上市賈人之子。卒然厥冷。戴眼不知人事。予以爲癎。

與三黄加芒硝湯。三日不差。因請治於松原白翁。翁與風引湯三劑而全愈。一男子年十有八。素患口瘡赤爛。一日直視不語。心下石鞕。醒復發。予擬前治。與風引湯十貼。始知人事。後與三黄湯全安。

癇家舌焦。或滑白如漬水者。內服麥門冬湯之類。外以黄連石膏末貼之則愈。

多羅尾侯性躁拘物。患失精數歲。與人並坐。而不自識其漏泄。諸治無効。予診曰此癇也。與三黄瀉心湯全愈。

內痔難愈者。內有結毒也。宜驅盡其毒。蝟皮最効。如痔漏亦然。長服下劑。可蕩盡其毒。勿漫施外敷求速治。

病有不可不爲者。如汗吐下是也。若失其機則病不治矣。有爲之而不若不爲者。如鶴膝風流注毒是也。何則節脉有條理。而皮外不可見。故妄施鍼刺。則多害屈伸。若服托裏之藥。毒氣外泄。終自膿潰。則無後患。余故曰。爲之不若不爲。治瘡腫者不可不知。

瘈狗毒亂。古今論其治。而至猫毒寥寥無聞。予嘗爲家猫所咬。痛楚苦惱。不可名狀。因普撿毒獸咬傷之方。將水晶一味煎服。其病霍然如脫。後復發。乃作黃連解毒湯加虎脛骨煎服之數十日全愈。

余嘗見磨古鏡者將石榴皮磨之則銀光剥盡爲銅色乃知水銀之所忌世解輕粉毒專用石榴皮洵有以也。

水腫衝攻或脚氣冲心垂死者取巴豆一味去皮碎與赤小豆合炒而去巴豆赤小豆一味煎服之則咄嗟奏効或赤小豆湯方中用此品亦佳。

齒痛難堪者宜桃核承氣湯（齲齒齗疽牙痏骨槽諸齒痛難堪者余用之屢效。蓋屬血氣衝逆者多故也。）

一人患噦五十日許衆醫束手余審其腹候與建中

湯二劑全止。按洋說以噦逆為膈膜攣急所致，建中湯所以効也。蓋翁非信洋說者，治術精思偶諳此耳。

外臺瀉脾湯，治癥癖成勞者，世所謂積聚之類，有腹痛者，用此方往往奏効。

發狂者，與三黃加芒硝湯，兼灌瀑布泉為妙。灌泉法，使患者着縵而，以麻索縛之於梯，別以手巾覆其頭，而後灌百會，又以手當額上禦眼鼻，而灌天庭，次至胸間臆中，則其人易堪而克奏効。泉水濁者不佳，宜擇清冷者。

凡溲腫堅硬，皮色不變，而其勢甚熾者，以礬石湯蒸之，則能消散。懸癰淋漏痔毒之類最効。又治癱瘓不遂不止脚氣冲心也。娼婦始入妓院。與客接十日餘。必發寒熱腹痛。俗稱曰溞腹痛。海蘿能治之。如寒熱不已者。宜小柴胡湯加海蘿。按蘭軒醫談。載海蘿湯治驗。可徵焉。凡海草能避黴氣。故京師妓院多食青海苔。大和本草云。楊梅瘡家食昆布。面不發瘡。是亦其一證。人中白能治血暈。不論產前後與金創損傷。以井花水送下少許。則暈立止。一婦人產後。患口眼喎斜。半身不遂。余與桂苓丸料加沉香人中白而愈。以血分有病。人中白能治之也。產前後。口舌赤爛痛甚者。以人中白貼之効。以能之血分也。

金創出血難止者。以紙條緊縛之。以淡紅粉撒其間。隨縛隨撒。纒畢而不妄動則血止。如其更甚者。敷礬石粉。痛發必止。

癎家有數證。而屬火熱者。屬瘀血者。宜甄别。舌上苔其色或黄或黑。常苦上衝。脉數而有力者為火熱。宜麥門冬湯加石膏。柴胡加石湯。瀑布泉選用之。兼見血證者為瘀血。宜三黄瀉心湯加犀角芒硝。或沉香姜黄之類。若手足痠疵者。宜天麻。間有婦人老後自愈。即與患癎之婦產後不藥而自愈者一理也。

禁口痢。有宜半夏瀉心湯加檳榔者。有宜真武湯者。

不可概治。

婦人經閉。成癥瘕者。成鼓脹者。灸腎大小腸膀胱諸俞及腰眼。至十萬壯以上則必効。

黄胖用鍼粉而不効者。宜辰砂。

一人傷寒差後久不食。衆醫治之無効。余診之腹中有動悸。與桂枝加龍骨牡蠣湯。食忽復故。

醫有上工有下工。對病欲愈。執方欲効者。為之下工。臨證察機。使藥要和者。為之上工。夫察機要和者。迂而反捷。此賢者之所得。而愚者之所失也。

人生固有自然之理。而疾病亦不外於人身。故醫審

其理而治之否則施治益謬是以長沙氏之書務矯
其弊可不鑒哉

今校醫言 卷下 勿誤藥室藏

田中適所

本朝八九十年前，越前有奥村良筑者，始闡吐法，而其門人永富鳳介著吐方考，荻野元凱著吐方編，田中信藏著醫事談，皆紹述師說，所裨補不爲鮮矣。汗吐下異法而同歸，可吐而不吐，同于可汗下而不汗下，而世醫或遺吐之一法，故病處于不死不起之際者，比比有之。長門獨嘯庵特得其法，而其所著吐方考皆有徵驗。

余從奥村先生學吐方十餘年而後行之，年不下數十人，頗知其效驗。然至其機變，則非言之所能盡，唯考徵已明，試驗必審，精與識合，膽與信符，而後可庶幾焉。

凡欲行吐，當審腹候，按之不得其可吐之候者，雖上下堅實，不可吐之。

凡快吐者，必快下，上竅開而下竅通也。而張子和更下之數十行，是宜權其勢而斟酌之。

凡行吐法，得之於緩病，而後得之於傷寒卒病，則遠害矣。

癲癇者，以三聖散吐之，後與鉛丹劑佳。

喘息腹滿者，不可吐，宜回春紫金丹。若不滿者，可吐。

宜瓜蒂散。

傷寒汗出不解，胸脇苦滿，不欲飲食，大便或利或秘，舌上白胎，短氣而煩者，當吐之，瓜蒂散主之，失吐者死。

發汗吐下後，心中懊憹結痛者，當吐之，失吐者死。吐方或指梔子豉湯而言。

鹽湯吐笑，地黃吐蛔，五苓散吐傷寒，葱白湯吐頭痛。此數方非能吐，人唯在知其義，對其證而得其法耳。

反胃諸嘔，少腹有塊，動悸衝巨里，心中熱痛，飢不能食者，不可吐，吐之必死。

汗出而後蒸蒸發熱者屬胃也若胸脇滿而嘔者其熱雖朝未可遽下之世醫不知此機多方誤投輕至重重至危悲夫

下利下重雖脉洪數當審其腹候有宜汗有宜下有宜和不可一槪下之下如魚腦肝食飲不下脉細數者數日死能食而下膿血久不已者以腸癰藥治之

下利欬逆痛引脇下不欲飲食寒熱去來欲為勞者急下之宜十棗湯

醫之臨病猶將之對敵苟不得其時不知其機則一敗塗地思之必精察之必審而誤者未之有也書云

惟時惟幾。天下之事皆然。不止醫事也。

中風口眼喎斜。或半身不遂者。與瓜蒂散得効。若卒中風者無驗。

痿躄。多由熱氣上逆。故下焦氣血枯燥。而至足痿。此證必小便頻數。大便秘。後遺尿失禁。甚則下血而死。與吐劑而後與白虎湯爲得。

耳病用宣明論瀉青丸効。

被灸火發壯熱喘息者。小柴胡加黑豆牡蠣尤効。

腸癰經日屬陰者。薏苡附子敗醬散加黃芪佳。若痛甚者加没藥。

痘瘡至貫膿時煩渴悶亂搐搦者。與風引湯効。蓋此證痘科鍵用滿天秋。活幼心法用辰砂益元散。而不如此方最捷矣。拙軒曰。運用自在。雖存於其人。古方之妙也。西土之醫家或乏此識。藥方之日增月加。職斯之由。

不由邪氣。而口中乾燥者屬血虛。故虛勞多有之。發熱亦有屬血虛者。不可不知。

生姜發開心胸結邪。乾姜溫散心胸寒冷。使用雖多。不過此二端。世醫無深知生乾之別者。噫。

休息痢屬疝者。宜當歸四逆湯。

禁口痢。不能納藥汁者。鮒魚爲泥。和以呉茱萸麝香少許貼之於臍中得効。

食傷不吐下難奈者。升麻鬱金二味。煎服捷效。

霍亂轉筋甚者。與理中加石膏湯爲佳。古人治轉筋以理中湯加石膏。治胞衣不下。以平胃散加芒硝。其意難曉。蓋陰陽相摩。剛柔相濟。妙在其中。適所得之於實驗。其言非虛矣。

外科醫詮　卷十

勿誤藥室藏

福井楓亭

楓亭醫術自是高手。京師人傳其起痼扶衰。懸決生死日時。多奇驗。今就其門人所記醫按。提其要云。拙軒曰。楓亭翁喜讀千金外臺。故其論病說方。多本其書。於先輩着鞭之後。欲別開生面。不得不假手孫王二氏也。滿清醫人無此見解。

世有面色萎黃。肌膚乾枯。如老耋。眼多眵淚。鼻流清涕。氣逆心煩。胸中怫鬱。按其腹。鳩尾至臍腹。任脉拘急。如張兩紐。按之則痛。動悸甚。脉多滑。喜飲茶湯。或喫雜食。每眠睡。心氣懶惰。臨事狐疑。或憤恚不樂。漸目下足脛生微腫。或中年夭折。或痴騃。全生者。醫以爲黃胖。或以爲癎。治之無驗。特不知此病本因情慾不遂。飲食失宜。不勝其勞。遂蘊蓄濕熱。其熱熏蒸爲面黃。甚者鬱熱。消爍肝膽。憂慮恐懼。百事不决。晝夜不能眠。以致此病也。蓋此證有虛實之分。肌肉敦阜者屬實。身體羸瘦者屬虛。虛證面部或足脛浮腫者無害。若實證歷日。足脛目下微腫者脱候也。爲可畏。余名之曰脾勞。千金方所謂脾勞。與此證大異。本草百病主治鉄砂條。所謂脾黃病爲稍近。凡脾勞濕熱泛溢於膜外爲水腫者。宜聖濟紫蘇煮散。若鬱熱流於腸中。爲脱肛痔疾者。宜潤下劑。但便難者宜脾約丸。若下利不食者屬虛也。若鬱熱侵膽府則善衄。移熱於肝藏則善驚恐。熱鬱於胸背。則肩強左肋攣急。或咽喉不利如梅核氣。或水飲客於衝脉。咳嗽或心下如盤。食不下。時吐逆者。宜半夏湯。外臺方。若噯氣吞酸。心下痛者。宜四味枳殼散。蓋此證鬱熱支衝脉。水飲不能爲之流通。因心下悸。若認爲留飲治之。反生害。但解其熱則飲自去也。若其人羸瘦。津液乏少。心下動甚。目下微腫。耳鳴目眩頭暈者。屬虛候。宜沉香降氣湯。若熱傳於大腸。下血見前證者。宜鐵刷湯。若能食下血不止者。宜赤小豆當歸散。若下利腹痛如五更瀉者。宜真武湯。若腹鳴下利者。

宜半夏瀉心湯。若不下利。心下右邊當委食之府痛者。香砂平胃散。若左肋下至少腹攣急冷痛者。柴胡鱉甲湯。若熱熏蒸胸背。涌痰咳嗽喘逆肩息。似支飲者。宜九味半夏湯。若兩肋急脹腹滿不能食。頭痛壯熱身體疼痛者。宜延年枳實湯。方。外臺。若舊年脾勞。冷熱不調。成癖積。食不下。虛滿如水狀者。宜前胡枳實湯。若性稟薄弱。憂思不遂。久鬱不解。血液枯燥。往來寒熱。盜汗咳嗽者。聖濟所謂痃癖成骨蒸也。宜秦艽鱉甲散。若熱熏蒸脾胃及肝膽。疑慮不決。心下如盤舌上沈香色。其人如狂者。宜半夏湯加石膏。若心下痞悶。痛引乳下。或衝脉支結。胸中牽痛者。宜柴胡白术散。近世患此病者頗多。盖現證有全似他病。而屬脾勞之變態者。有他病爲主。脾勞爲客者。能審辨之。以處其方。則思過半矣。此一種內傷病。脾勞名未知當否。然其反覆辨症處。遡流窮源。其次第用藥處。得心應手。近世係此病者最多。則其治法宜研究也。

中風病由。素問單云風。劉河間以爲火。李東垣以爲內傷。紛紜難適從。但外臺許仁則所論似是。此證先宜與千金竹瀝湯。若不能服湯者。用烏犀圓。可以開達咽喉。若胃氣反逆嘔吐者。百不治一。

一人年四十餘。病温疫下血後。身重難轉側。四肢不收口眼閉脫語言不出其狀如塑人脉滑舌上生苔刺似欲冷飲余以爲下證具即投以大承氣湯服之一貼眼睛活動語言少出續服前方全愈又一人患同病而精神稍爽瞳子和口中津液粘涸不能語言絕食數日人以爲死證時患者動指其狀似欲飲水因與之少得語言如此數次余試與白虎湯遂愈蓋承氣湯主精神昏憒不能語言白虎湯主精神爽快津液粘涸不能語言雖均屬裏實二湯之所主自判然矣（中西深齋名數解有白虎承氣辨頗明晰而楓亭得之於實際宜彼此參酌處之無差誤）

肺痿有冷熱之分而金匱但載肺冷治方不及肺熱

諸方。千金外臺亦從無發明。特聖濟總錄人參養榮湯。論肺熱證治。余試之効。若其熱盛者。宜秦艽扶羸湯。知母茯苓湯。若腹滿者。秦艽鱉甲散加檳榔。蓋肺熱者多屬不治。肺冷者反易治。不可不知。

世有咽喉不利。似喝非喝。聲音如小兒弄草笛。不能臥。脉數急。忽吐膿血一升餘而死者。此肺癰一證最為難治。

奔豚證。桂枝加桂湯主泄氣。奔豚湯主和痛。若此證喜苦味者。宜奔豚湯。喜甘味者。宜上方。

四飲中支飲最為可畏。此水飲停積胸膈間。支乘心故也。其初胸膈實痞。強支心。心下反濡。呴喉喘逆。氣急不能臥者。聖濟旋覆花湯尤效。若此證心下堅硬水飲支結甚。或與此湯再復者。宜木防已及去石加茯硝湯。此二方外。余未見其效。拙軒曰。支飲之證古人所論不一。或以為心藏痞塞。或以為脾胃不足。或以為腎氣虧乏。予謂不然。凡人心肺之下。有所謂膈膜者。水飲瘀到其間。則上致肺氣不利。下致胃氣上逆。心下痞堅。是支飲之候也。巢源云。水飲過多。停積于胸膈之間。支乘于心。故謂支飲。出方讀便解。錄為此條注腳。

水腫下利者為惡候。先有水氣而下利者。宜木防已湯。外臺所論可徵。先下利而後見腫者。屬虛勞。為危候。脚氣腫下利者。急衝心而死。故水腫證概主利水。

而禁下藥。若服利水藥下利者。亦爲凶兆。
胸痺心痛。當心中及心下痛劇者。吐血而死。余往往
視之皆然。
一人卒發心痛。手足厥冷。脉絶欲死。余投赤石脂丸
料速愈。
婦人經水不調。小腹冷氣。屬瘀血者。溫經湯奇効。經
後腹痛者。亦屬瘀血。宜滑石散。無盡藏。若行經中腹痛
者。屬氣滞。宜四烏湯。若經水不調。氣滞肥滿。有畜血
者。宜逍遥散。正氣天香湯。若産後瘀血上逆者。辰砂
最効。若行經前患頭痛者屬飲。宜桂枝橘皮干姜等。

醫通。

妊娠五月後墮胎者。概係癖塊所爲。早制其塊則多保全。先輩不知之。徒與滋補藥更無効。此說原於仲景。最有理。惟恐女科顓門。徒由父祖傳。未嘗留心古學而講求夫通變化裁之活用。固執温補爲安胎之要藥。受其害者不少。噫。

產前水氣微者。不足畏。若上部有水氣。氣急喘逆者。產後忽衝心而死。或蓐中有肺血乾而吐血者。俱爲可畏。又有產後湯浴感濕邪。爲脚氣腫者。不早治則爲不測之變。

黃疸煩渴。吐逆腹脹者爲惡證。若夜不得眠。煩躁熱渴者。不出二三日而死。

腹中有癖塊。而一身發黃者。名曰癖黃疸。亦難治。

病者初脉沉數。忽變緩。似病解。而其人氣欝。默默欲卧。身重。食不進。小便如蘗汁者。即發陰黃之候也。

虚人瘧熱。與勞熱爲易混。但瘧脉弦大而不數。勞脉數而不弦大。是爲别。

虚人截瘧。以灸大椎爲最。其法明旦三壯。午時三壯。將發時三壯。

瘧病内熱熾盛。頻渴飲水。發露當風取凉。邪氣不能發泄者。變爲水腫。宜越婢加朮湯。余嘗治此證。水氣除而後再發瘧。是其徵也。
霍亂發振寒者。陽氣復之候。爲佳兆。若虛人不堪振慄者。宜四逆湯。
卒然發嘔吐者。有霍亂。有卒中風。其證相肖。但中風吐後。脉浮緩而不緊。手足不厥冷。嘔吐中能左右手足動搖。吐止半身不遂昏睡。是爲別矣。
世醫漫認足腫爲脚氣。特不知脚氣以疼痛或攣急或懈怠或麻痺爲徵。不啻水氣也。盖此病濕氣勝則腫滿。風氣勝則不仁。有病在腹而後及足者。有在足而後及腹者。脉忌洪緊弦。而不忌數。心下及人迎動高者最在所忌也。

余治脚氣先辨表裏爲治標。以腫滿麻痺腰脚痿弱爲表證。以發汗解毒爲主。以風熱熾盛動氣甚氣急腹滿嘔吐爲裏證。以降氣利水爲主。世醫動以表證爲危篤。以裏證爲輕易。治方乖錯。生不測之變不尠。

蛔蟲有寒熱之分。永田德本以太乙丸治熱證蟲積。以木香丸治冷證蟲積爲得。凡鬱熱盛於膈間。則必爲蛔動。醫概爲蛔厥治之誤矣。胃熱吐蛔吳又可既論之而無的治陳治曰。温熱病而吐蛔者。此胃熱也。胃虚有熱。蟲隨熱氣上行。亦吐出也。宜犀角黄連湯。傷寒辨註清中安蛔湯。治胃實熱。嘔吐長蟲。亦爲其合治。秋吉質曰。吐死蛔者屬熱。吐活蛔者多屬胃寒。死蛔色白。活蛔微紅色。是說似理。而不可必矣。

痢疾不論下利多少。以熱之輕重。爲治法之標準。故先以調中湯外臺發汗後。參用大柴胡湯。芍藥湯和解。若讝語。舌燥黑。赤白膿血。下重甚者。以大承氣湯。檳芍順氣湯下之。其熱解則利自止也。

噤口痢虛煩。宜竹葉石膏湯。百一選方人參黃連陳皮蓮肉四味者亦佳。此證發噦逆者不治。

休息痢但下白滯者。宜真武湯加赤石脂。

張子和曰。凡頭瘡。發腫瘍。癩水氣必湊焉。故宜下劑。余本其說。頭瘡者加蒼朮。即爲去其水氣也。其實者用牽牛子能奏効亦同旨。

金匱瀉心湯云。心氣不足。吐血衄血。其主治茫乎無據。按本草百病主治。大黃條曰。下瘀血。血閟。心氣不足。吐血衄血。胸脇刺痛脹。同黃連黃芩煎服。余據此說。治吐血衄血胸脇刺痛者。百無一失也

凡下齒痛者。灸肩井即効。肩井者係陽明經之所行也。又與齒下齦腫者。刺之血出則愈。蓋血氣妄行。聚於齒斷之所。盡故也。

骨槽風證。詳見外科正宗。此瘡生於耳前頰骨。而腐潰穿孔。口中噴膿。其初欲發時。或爲口眼喎斜。後至

上齦腐潰不能飲食。遂有至死者。若因黴毒爲此形狀者。去其毒則愈。骨槽初起者。宜蜸通茵蔯散。茵蔯　荊芥　薄荷　連堯　麻黃　外麻　羌活　姜蠶　細辛　大黃　黑丑　以上十一味。其人無咳唯語聲不出者。宜外臺茯苓安神湯。平素嗜茶者。多發此證。蓋有治不治之別。屬上焦虛冷者。多不治。若上焦虛寒。語聲不出者。宜外臺黃芪理中湯。若咽喉腫或痒。咳嗽聲不出者。宜聖濟黃芪湯。後世中暍外別設中暑名者誤矣。中暍中暑及中熱皆一病。非別因。東垣不知之。以動而得爲中暍。以靜而得爲中暑。制清暑益氣湯者非矣。又世論古方者。

謂傷寒外無中暍亦益非矣。漢書武帝紀云。夏大旱民多暍死。其來既在仲景前。且夏月身熱。汗出惡寒。咽乾。身重疼痛者。與仲景中暍門白虎湯。則其効宛如溉水於炭火。又夏月臥寐中感冷氣惡寒發熱。身體疼痛者。隨傷寒治法。與桂枝麻黃。則霍然而愈。此二者豈可混爲哉。

後世以霍亂一證。爲止夏月者誤矣。凡有吐瀉而揮霍撩亂者。四時俱有。外臺儒門事親可徵焉。蓋此證夏月多而冬月少者。冬時陽在内而温。夏時陽氣走表。陰在内而冷。加之貪冷飲冷食。故多發此證。其狀似傷食傷滯。然傷食傷滯者。腹滿痛而吐瀉如傾。則明日霍然而愈。至霍亂則雖既吐瀉腹痛不止。反發熱身疼痛。劇者手足厥冷。煩悶燥渴。此證四時俱有。而夏月者尤重。故世或以霍亂爲中暑益誤矣。

凡霍亂心下痛者必吐。臍下痛者必下利。

理治也。中者指中焦胃氣而言。乃胃中虛冷水穀不化。變亂吐下。譬之亂線。漸理可治。故名理中丸。建健也。即健胃中之意。故名建中湯。其義頗異。世醫不知之。合爲一方。名建理湯。非古意也。

半夏瀉心湯瀉心下痞滿也。後醫以爲瀉心火。概治癇證大誤矣。

骨空論曰。衝脉之爲病也。氣逆裏急。凡衝脉不足而血燥。故鳩尾下痞滿。或氣上逆胸中。腹皮如貼背。爲心懸痛者。謂之胸痺。故桂枝枳實生姜湯。枳實薤白桂枝湯之所治。皆邪客於衝脉也。

心下動悸有三道。一爲寒氣客於衝脉。支衝任而悸者。炙甘草湯大建中湯所治是也。一爲因水飲而悸者。桂枝茯苓白朮甘草湯。真武湯所治是也。一爲有毒悸者。脚氣衝逆是也。

凡狂癇證。狂走不安靜者易治。唯妄言笑語者即癲也。又名失心風。難治。素問論陽癎陰癎爲可據。本事方茯苓散。寧志膏。狂氣圓。皆陰陽通治方也。夜不得眠者。宜準繩靈苑辰砂散。又吐唾不止者。宜局方養正丹。陽癎者宜灌水。其證劇者。大桶畜水。乘病人不意。一時可灌沐。其實者浴瀑水亦佳。是皆降陽氣上升故也。

世稱流注者。自胸至小腹腰間手足流轉。甚則生塊其形平塌漫腫。以手撫之。不堅。而肉底有塊。其塊潰則膿汁出。一塊愈。一塊又隨發。重者至生三四塊。終不治矣。此證發胸以上者。爲濕痰流注。發胸以下者爲瘀血流注。發胸以上或手足者易治。發小腹或腰邊者難治。瘀血流注者。將發其塊。則腰脚難屈伸。微熱有發作。急者不出一月而死。緩者延半年或一年而死。其塊將潰時。寒熱特甚。不可妄與敗毒散小柴胡湯等寒冷藥。陳氏用木香流氣飲。然此証多屬虛。其初宜益氣養榮湯。虛憊者宜十全大補湯。又流注發小腹者疑似腸癰。蓋流注屬虛。腸癰屬實。故治法有補瀉之別。不可混焉。

肺癰之爲病。其氣塞不通。熱聚于肺中而致膿潰也。金匱所謂口中辟辟燥。咳則胸中陰陰痛者。尤爲的證。當早辨知之。臨其未吐膿前施之治。若失期則不可救。其初寒熱往來。咳逆膿臭。短氣不能側臥。胸中痛。咽喉不利。呼吸窕如吹笛。是有物礙肺管故也。其脉滑實而數。未吐膿血時。咳則有如嗅瓶中腐水之臭氣。病久者其臭滿一室。終吐膿血而死。吐膿血則如吹笛者忽止。即礙滯肺管者去也。古人試膿法。投水沉者為膿。浮者為痰。今視之痰唯粘稠而已。至膿如煉葛粉。不可切斷。是為辨矣。

支飲之為痞。古人以為心藏痞塞。或為脾胃虛弱。或為腎氣不足。其說不一。余熟考之。心肺下有膈膜。其形如薄絹。横覆心肺。水飲支乘於此處。則上使肺氣不利。喘急煩滿。下使胃氣逆至心下痞堅。是為支飲之候。病源候論云。水飲過多。停積於胸膈之間。支乘於心。故曰支飲是也。其脉弦緊。或沉緊。至夜半後則必氣急促迫極甚。其證疑似喘哮。然喘哮者胸中不利之所為。故唯覺咽如塞而已。支飲者其初有胸痛而發喘。或手足厥冷。不得卧。必面部及腹中四肢為微腫。或氣急後有大浮腫者。其狀雖似水腫之氣急。水腫者初無氣急。漸至腫滿而氣急。支飲者初為氣急而漸至為腫。是為其别矣。治支飲法。以禁食為第一嚴忌油膩未醬等若腫甚者要斷鹽其法同水腫又支飲似懸飲而痛劇者可以控喘丹下之又與木防己湯水氣益甚氣急者可兼用甘遂末若氣急甚嘔逆者宜甘遂半夏湯與此等方一旦雖得効再發者難治凡此證經一二年不愈者不可妄攻攻之則速虛虛之害若實者有因攻擊脫死者此病近世極夥當悉意而治之

白虎風始見於聖濟總錄其證自肩端連頭腦痛如嚙至夜半後則其痛益甚而無腫氣者也凡痛至夜半後甚者陰氣凝結故也又有白虎歷節風相似而

少異。歷節者散見諸書。風濕共通稱之。謂有熱而骨節痛者。白虎者謂無熱但陰氣凝結而痛者。又有痛風者。謂有腫而痛。與此證自異。白虎風宜聖濟羌活湯。兼用本事方麝香圓亦可。若與此方不知者。可與金匱烏頭湯。

脚氣説以巢源及千金外臺爲確。外臺中蘇恭説最可據。

肺脹爲病。與肺痿肺癰自異。蓋斥肺葉怒張而言。其證咳而上氣。有喘而氣急。其狀似支飲。然支飲之喘。其初有胷痛。或手足厥冷。氣急不能側卧。肺脹者熱勢甚。上氣卒發，目如脫。面部下部共浮腫，而不至難側臥。是爲其分也。其說詳見於金匱要畧。

脚氣精神恍惚，發妄語，熱甚有腫，上衝頭面而赤，驚悸者，世醫認爲癇證，療之非也。凡大病見癇之形狀者，多至死。此非真癇證，素問所謂六經盡證也。

疝本因水氣與瘀血爲痛之病也。余故於大黄牡丹湯取牡丹皮、大黄、桃人，於牡丹五等散取桂枝，於無憂散取牽牛子、木通，於四烏湯、烏沉湯取烏藥，又加延胡索一味，立爲一方，以治臍下及脚攣急，陰囊腫或痛，或婦人引腰而痛，或痛引陰門，或陰户突出者。

莫不有効矣。世所謂福井八味疝氣方是也。

脾勞證。心下痞。腹中雷鳴。無痛而下利。利後心下不快。反痞脹者。半夏瀉心湯主之。若脾勞下利而腹痛無熱。心下有水氣而咳。或下部有水氣。腹痛下利者。真武湯主之。此方亦用五更瀉效。

錢氏白朮散治脾癉。脾癉多屬虛。消渴病中多兼此證。食物偏覺甘者也。

下血多屬脾勞。而脾勞下血忌妄止血。是古所謂腸風屬也。宜赤小豆當歸散。若動悸甚下血者。宜香艾湯。若牽攣下焦者。宜鉄刷湯。此諸湯非止血劑。而下血自治也。香艾湯艾葉香附子甘草生姜四味係福井氏家方。鉄刷湯出局方。

凡失精者多因下焦冷而起。故以湯火温腰。且每夜臨臥灸三陰交。則免其患矣。古以失精屬虛證。今視不必然。實者間有之。其人過食。則往往爲此證。故以節飲食爲第一也。按遠行者。往往患之。亦同一般。又屢失精者屈兩脚而臥。則免此患。

羚羊角治下血。其效優於犀角。犀角所主。多在吐血衄血。

後世吐血用升麻。下血用黃芩。一偏見也。升麻亦治下血。故千金云。無犀角以升麻代之。

陰毒病發於陰經。陽毒病發於陽經。故異名而已。朱肱以陰毒手足冷爲陰寒盛者，用烏頭附子類誤矣。王安道辨之是也。此病醫宗金鑑以爲今痧病，似可從。

天泡者謂火爍瘡。酷暑時發細疹，其色正赤，其初自脇下至肩背痛如針刺，而後發，觸衣被則痛益甚，後皆爲水泡也。用解毒瀉心湯與荊防敗毒散亦佳。

先哲醫話卷下

勿誤藥室藏

高階枳園

枳園名經宣。字子順。高階氏。文化文政之間。以醫鳴於京師。救濟之澤洽于一時。致仕之後。隱於鷹峰。優游自養。卒年七十有三。枳園生於楓亭台州東郭諸人之後。治術融會。頗有機警。所著醫譜方譜藥譜認證錄等。足以窺其一斑。今錄一二。以備省覽。其他三角小林竹中有持諸人。亦聲譽相踵。而余未能詳之。故期他日云。

診病有四因六證十二候三診七視。四因者。謂外因内因内外別因内外合因。六證者。謂初中終順險逆。

十二候者。謂寒熱虛實淺深緩急平間常變。三診者。謂持脉按腹審稟。七視者。謂問原尋證望色觀形聽聲嗅氣諦習。蓋此五法三十二則。乃和漢往聖先賢之遺訓。而吾門之所歷驗。苟審診視察病源證候者。不可不精究焉。

瘟疫初起。食不減。味不變。精神爽慧。起居如故者。必至熱解食將進時。食反減或絕穀。元氣衰弱者間有之。與輕疫食不減者不可混。凡瘟疫自初起至熱解。食不進者不足深慮也。

其人卒然暈倒。不省人事。醒後精神恍惚。或兩脚痿弱不能起。爾後身體灼熱口舌乾燥。時時譫語或言語錯謬。自汗出。痰喘壅盛而煩躁。其狀如中風。半身不遂。或下利嘔逆。或噦逆。或四肢微冷者。醫不知而爲風治之誤也。是瘟病熱劇直傳于裏。元氣衰弱之所致。虛禀者及老人多患之。選用柴胡潤燥湯。柴胡栝蔞湯。若痰喘者宜蔞貝養榮湯。然多屬不治。

瘟疫淹纏不解。或邪氣沉淪。遽然變爲脚氣者屬危候。

瘟疫初起。手指微抽者。後必發癎。多難治。

傷寒瘟疫瘧痢霍亂差後。有發脚氣者。或有病不解

變成脚氣者世醫不知而爲病後水氣治之遂至衝心而死不可不慎爲

産後脚氣四肢痿痺軟弱難起居心中煩悸腹中不仁體常煩熱或洪腫或微腫或胖脹筋脉弩脝或尫羸筋脉攣急小便不利脉緊有力者宜犀角麻黄湯醫不知而見其頭疼衝氣惡露少等證爲血氣之所爲與調血劑者誤也

風腫之爲病在上則耳後項際在中則胷膺肩背在下則腿股脛腨流注爲腫其狀如癰或壅或漫或痛或不痛或消散或潰膿其初見憎寒壯熱頭疼體痛

等表證也。風腫在耳後項際者。大則如欒子、小則似梨子。而見前表證者，宜荊芥敗毒散。

風腫初起。不辨傷風時氣者。見憎寒壯熱頭疼體痛而有表證解後發者。或有表證中見腫脹而熱隨解者。或有寒熱發作有時如瘧狀。或有身熱無間斷其狀似温病者。俱皆自初為腫。而至其變或未為腫或有表證絶無而但為腫也。

麻疹初起。自汗出者，邪從汗而解。嘔吐者邪從上焦而解。吐瀉兼發者，邪從上下二焦而解。鼻衄者邪從血而解。皆麻疹之佳兆也。不可遽與止汗鎮嘔泣血之劑疹快發則諸證自愈。

麻疹初起與排毒升麻葛根解肌越脾連翹涼膈等湯不發透者乃爲瘟氣収束疹毒之所致與啓蘊湯以散瘟氣則必出透也。按啓蘊湯係高階之家方，柴胡黃芩厚朴半夏草菓枳實甘草生姜倶八味。蓋九味清脾湯變製也。

麻疹已出其色如丹朱不紅活麻沙混淆不勻淨地界淡紅或微黯發熱煩渴睛多赤絡口臭甚唇舌乾燥或焦裂躁擾不寧小便澁少大便不通者乃爲熱毒内伏燔灼血液之所致涼血攻毒飲加犀角石膏或兼服獨聖散紫雪等疹已出或焦紫或紅斑壯熱

如炙，煩渴引飲，小便赤澁，大便秘硬，口氣如焰，驚狂讝語，煩躁不安者，宜爵金散。服後暫就眠，則精神即爽然。

癥之爲病，上在鳩尾脇肋，中在臍上左右，下在少腹左右。或浮現於上面，或沉着於下底，或支兩脇，或侵兩肋。其形或圓或橢或匾或厚，大者如拳毬，如盤鱉，小者似卵茄，似梨杓，或堅硬如石，或柔靭如肉，或軟虛如綿，或牽攣肩背，或引拘脊膂，或疼痛，或不疼痛，或臍下無力，或腹內覺狹小。脉多沉遲者也。病在少腹，初起小如桃栗，或雞蛋，或似茄子梨實，漸長大久

之其狀如懷胎而正圓或蹲踞不區長不成稜礧大
者充滿腹中宛如南瓜狀在正中或微倚左右按之
浮凸或沈着不移其處無痛或雖痛亦不劇月信以
時下或經血過多其塊必膨脹飲喫談笑如故但俯
則覺妨碍耳名曰腸覃此證難愈雖不愈不爲大害
或其狀如懷胎經年月則漸減至如初若當始崩時
早服通氣鬆滯之劑則或可防之宜烏苓通氣散
解勞緩痃二湯之所治係將爲勞之兆故二方俱腹
力虛軟者加人參微咳者加貝母桑白皮熱深者加
地骨皮效。枳園所自驗自古經方至俗間單方而又出于自製者居四之一如緩痃湯潤肺湯九味柴胡湯之類。今用之屢得効矣。

疝熱甚時譫語或口渴舌燥或黃胎或白胎大便如熱痢小腹拘急腰臀下迫難忍者宜融疝散窘迫重墜甚者加大黃疝無觸犯之因卒然小腹堅硬痛難忍或從右或左上搶沖脇肋氣急息迫手不可近煩悶擾亂身熱甚似温病口渴舌燥小便不利大便秘或嘔吐悪心或時吃逆從少腹直上沖心下或下牽陰囊但坐不能卧或肚腹脝脹彈之爲聲者名曰衝疝其證多屬熱宜融疝加大黃湯

嬰孩或幼少時頸有結核者俗稱爲瘰之兆雖未必

然。間亦有之。不可不知。按金匱虛勞篇云。腸鳴馬刀俠癭者。皆爲勞得之。古人以頸核爲勞。是其一徵。

虛勞初起。腹肚脹滿。堅硬而痛。或引少腹。欬嗽盜汗。有微熱。食了腹乍膨悶。或食不進。大便多瀉。甚者日四五行。或時下腸垢。下後腹中稍覺快。若不下則脹益堅實。而短氣煩悶。頸脉動甚。或口咽乾燥。欲嘔。或四肢微腫。而趺上豐滿。或喉間微響。時鼻扇。或腹肚疼痛難忍。身體疲困者。吾門謂之腹脹勞。是素有痃癖而發勞者。多屬不治。若與柴平湯。柴胡檳榔湯。大便漸硬。腹脹隨減。痛止熱退者爲佳兆。此證在虛勞須多之候。世醫不知而漫認爲脹滿，大誤也。

傷寒桂枝證兼嘔吐者，多因停飲拒格微邪，故治停飲，則邪從解。是以不與桂枝湯，而與和解湯也。

發散劑加氣藥，則其効反捷。此氣道疎而邪自袪也。如大邪非此例。家君於二陳湯加葛根、羌活、桔梗，治輕淺風寒，即此意。按豐公征韓之役，人多得外感，醫投以不换金正氣散無効。鬼將軍部下有老醫，與以香蘇散立驗。人問其故，曰：遠征人多與氣□□熱劑則不能達焉。北山壽安曰：近來醫家惟以香蘇散治感冒時氣、氣滯頭痛、痞滿、脚氣、皺脚者，而不言其解食毒之功，亦闕典也。皆以此條相發，宜參考焉。

溫病裏證悉具，而舌上白胎滑者，認爲藏結，不可失下。能審他證具而可下之。

平素大便秘澁者，得溫病，忽粘滑，或鶩溏，此非因胃虛，邪氣猖獗之所使，緩漫失下，則胃氣消爍，噬臍無及。

人方湯浴時，身如被束縛，或如灌冷水者，肌表有熱也。

千金方以浮爲表脉，以沉爲裏脉，而醫家奉爲典型。余質之於實際，浮有病散脫之候，沉有病收閉之候，而此二脉陰陽俱有之，概不可爲表裏。

夏月因暑熱遺尿者，宜白虎加人參湯。按或云三陽合病條遺尿二字，疑當在發汗則讝語下，此說似有理，然有間隔實者，宜於實際而徵焉。

有人臨卧時。肩背如負千斤重。漸及通身。須臾冷汗淋漓。煩悸難堪。而其苦頻止者。發中風或支飲之兆也。

風病昏絶。須臾醒又發者。爲難治。

中風醒後。諸證稍緩。但肩臑接骨分離不遂者。爲難治。若分離未甚者。間得痊。

脚氣無手足麻痺軟弱腫脹筋攣等。唯心下微急。小腹不仁。食如常。食已短氣。卧則氣息稍平。其人上體豐滿。下部削小者。此欲上冲之候。不可忽視。

乾脚氣聲嗄。咽中痰壅者多死。

支飲脚氣產後血氣三病其證大同而其源大異不可混治宜以脉辨之脉大按之虛無力者支飲也脉洪數按之緊有力者脚氣也脉軟弱而數按之中止者產後血氣也按此三病本不同證亦有所區別宜審焉

肺痿欬嗽吐沫頗已其人忽吐血發熱者為惡候

久咳不止唾血引紅線或為點斑者屬肺損雖外候似輕最為難治余為製一方即於桔梗湯方中加白芨桑白皮名白芨湯

虛勞吐紅不一有痰中引血縷者有痰中為粒顆者其大或如蠶豆或如赤豆菉豆見血雖小不可忽諸

久咳唾血如紅縷或爲點斑者、此屬肺損。他證雖微。終至難治。早可與白芨湯。

世所謂不食病。即醫級所載神仙勞之類。此證婦人尤多。男子至少。或纔嗜焦餅豆糕。或喜食菓蓏生菜昆布海苔。其甚者絕穀粒。唯飲水。而肌肉潤澤。臥起步動如常。小便能利。大便秘澁。口乾貪飲。以至年餘。其病多出於欝氣。故宜氣劑而不宜補住也。

人無故飲食減少者。將發大患之兆。當攝養。若緩漫失期。則藥餌灸焫無及。盖此證有暴漸之别。暴減者可治。漸減者難治。一種有神仙勞者。雖不食與此證

自興。

哮喘脉數。屬陰虛火動者。宜滋陰降火湯。若裏邪實大便不通。脉實者宜承氣湯。

幼時患哮喘者。一旦治之後。有發癲癇。或心風者。又有癇疾者。皆係先天遺毒。故爲難治。

幼少時患哮喘者。治之後多變癲癇狂心風四病。或有不服藥自變此四病者。又有初患癇。治後變哮喘者。又有幼少無事。壯歲始患此五病者。俱係先天遺毒。但因其人體氣有遲速耳。吾門皆名之曰胎病。胎病名出于素問奇病論可以徵焉。

風痰家。時發熱惡寒。頭痛身體疼痛。或肩背強急。或咽喉簽痛者。皆痰之所爲。非感冒也。俗名曰痰風。

胸痺。痛在皮肉間者。爲惡候。

背胛或右或左拘痛。動搖則益劇。而其痛驟去者。多變爲胸痛。狀與胸痺相似。而筋脉糾戾之所致。故氣息妨悶。飲食微噎。其痛亦與胸痺徹痛不同也。宜本事方桂心散。

噦逆與熱藥無効者。屬蘊熱。以瀉心湯。麻沸湯服則速愈。按萬病回春。以黄連解毒湯白虎湯。治傷寒熱證。噦者誤用姜桂等藥。助起火邪。痰火相搏而呃逆。即同古其人食味皆苦。或甘醋。或澁濇者。將發噎之候。但覺苦者。爲易治。

打撲傷損。瘀血不去。歷年後。卒然氣急。心下逆搶。或昏冒不知人。或妄語。或健忘者。是即瘀血作風狀者。

水腫。遍身滿腫。唯兩手臑肉脫而枯柴者。爲不治。

婦人手足麻痺者。多七情鬱結。經絡凝滯之所致也。正氣天香湯。或香蘇散二陳湯相合加烏藥。

婦人素鬱悶。牝户覺痛痒。時水液滲出。飲食少思肢體倦怠者。宜加味歸脾湯。

心中失血養。則必爲怔忡。故治此證。宜選用四物八珍十補人參養榮諸湯。俱加麥門酸棗人為佳。

患腸風者。概爲氣急耳鳴。而偶無之。唯目眩頭暈者有之。不可不知。

頭暈屬實者。宜防風通聖散加菊花。

其人無故。夢寐恍惚。語言妄錯。而手微顫顏耳潮紅。或時喜笑。或作持握狀。劇則為瞪視狀。須臾覺悟爽慧如故。此人多壯實。飲食失宜。七情乖錯。因勞動倦怠。熱痰壅蔽心竅之所為。名曰心慌。不急治則必發風癇至不救。其始與客佗僧圓。而後宜清神湯加減清神湯。

人値雨濕。則必腰痛者。宜滲濕湯。除濕湯類。

人卒然盜汗出而不止。飲食起居如故。氣亦爽快。大便自調。小便纔少者。是水飲滲溢毛孔之所致。早利其小便則愈。宜茯苓甘草湯、不必須止汗澁收之劑、若小便不利。而汗自止者、後必發水腫或下利。不可不知。

耳鳴。唯聞鳴鐘柝聲。而不能聞他聲者。欲聾之兆也。

癇疾有跗上或膝蓋痛者。不可與歷節混。

小兒十歲前後。肛門生小蟲。數十爲羣或數百圍如鬼燈狀。痛痒難堪者。至弱冠多發勞瘵

龜胸名恐不的當。稱雞胸似是。蓋雞胸病證。在幼穉爲痟。在少壯爲癇也、
嬰兒生七八月無病。至九十月漸肌肉肥胖。時時發熱如外感。或如瘧吐乳青便。頂顱光瑩。顋門或填滿。或凹陷。睡中微抽者。將發陰癇之兆。庸醫不知認爲胎肥。可笑。
兒四五歲。鼻衄月一次。或二三次。每次五六勺。多至數合。其血黯紫而稠粘。或鮮紅而稀薄。當其發。必氣逆面赤。手足微冷。消穀善飢。大便秘。小便數也。此證有乳癖腹痛後發者。有痘後發者。千金竹筎湯方中

去芎藥人參朮桂。加麥門冬黃蘗梔子升麻効。竹茹甘草芎藭黃芩當歸麥門冬梔子升麻黃蘗右九味。加茜根佳。

百會邊時時如有物衝。或時痛。或淚管無故而噴出者。是將發腦風候。

結毒有胎癥二因。而因癥者十之八。胎僅居其二。其狀多屬冷毒。而屬熱者甚少。

露敗瘡與漏瘡同義。通諸瘡而言。非一病也。但彼則漏泄。此則閉結。雖其狀異。至其不瘥一也。

黴毒有冷熱之分。不可不詳。冷毒尤少。而熱毒常多。冷毒屬氣而瘥遲。熱毒屬血而瘥速。冷毒輕緩似易熱毒劇猛似險。又冷毒面色皓白如常。熱毒面色慘黯。隱顯不定。冷毒生瘡多年不痊。而其勢不劇甚。熱毒則生瘡浸淫爲激發。是爲辨。世醫不知。一槩治之。誤人最夥。拙軒曰。梅毒分冷熱。翁之創見。非經歷深者不能也。

流注毒。稠膿漸化爲稀水者。非佳候。若膿止。唯鮮血淋漓者。雖能食神爽。死在近。不可輕忽。此與產後脫血其候同也。敗液流注往往發此證。最爲危急候。

多紀桂山

桂山先生。著書之冨。從前醫家無比。皆醫林鴻寶。一日不可少。猶布帛菽粟。而治療之盛。年不下七八百人。是以一匕之驗。半句之話。亦可以範後生矣。

小野氏乃政年十八。姙娠彌月。胎水漸盛。遍身洪腫。下體尤甚。口舌生瘡。爛壞不能啖鹽味。日啜稀粥僅一二椀。小便赤澁。大便隔日一解。脉滑數有力。醫以爲胃虛不能攝水。與參朮等藥。勢殆危劇。邇邀予理之。予曰。胎水挾濕熱者。非胃虛也。投以猪苓湯加車前子黃連梔子。蓋車前子一名芣苡。不止利小便。亦取毛詩云宜懷姙之意。服五六日。逐漸小水快利。腫脹稍散。口中亦和。飲啖復常。因改用紫蘇和氣飲加白术黃芩。至月盡而誕男子兩全矣。

御藥局小吏兒。生五箇月。吐乳日六七次。無他證。惟面色青白。似稍疲倦。父母憂之。請理於予。予曰。此責在小方脉。敢辭焉。渠曰。凡小方理吐乳。非錢氏白术散香砂六君子湯。則涼膈散紫圓之類。其變慢脾者。比比皆是。願君別爲處置。以救豚犬命也。懇請不已。予因製一方以與之。半夏爲君。茯苓爲臣。藿香伏龍肝爲佐。丁香爲使。生姜爲引。每貼一錢水煎。別以飬正丹爲散。以挖耳頭挑散子。入口中而麻子許。以前藥汁送下。日五次。不浹旬而吐止。神色復故。此予常用理翻胃方。藉以療吐乳。未足以爲奇。而世之啞科徒守常套。而不知此等策。聽其夭殤。悲夫。

一商家僕年廿歲。患膿淋數日。時時發微寒熱。飲食少進。診之脉沉小而數。腹中無病。第似神色不太樂者。予以爲肝經濕熱。與龍膽瀉肝湯。後十餘日。忽走使曰。下血數升。命在須臾。余倉皇往診。仰卧蓐。氣息綿惙。六脉洪數而虚。急灌獨參湯。下咽即吐。尋之乾嘔。額汗淋漓。苦悶。吐蚘七條。試作小半夏加茯苓烏梅蜀椒湯與之。嘔逆益甚。余沈思謂孫思邈以單甘草止吐。今用之蛔必安。因如法服之。吐忽止。氣息稍平。時看護者。將更蓐除汚穢。披衣視下體。陰囊破壞有孔如剜。雙卵墜在蓐。其大如鷄蛋而稍扁。色白而紅縷纏繞。衆驚愕報予。予曰。昔江篁南以陰囊破裂爲千古稀見。況陰丸脫落者。可謂奇中之奇矣。雖然人有閹。豕有豭。此皆割勢而猶能生。此人黴毒結于陰囊。故有此變。與壞臭蠟燭瘡亦同。調護得宜。當不死。後調理果愈。

脚氣所因。有濕邪中足。壅塞經脉而致者。有腎氣不足飲水失道而致者有膏粱過度脾胃濕鬱而致者故預防之法忌久坐陰濕地或着滋濕衣或冒霧而行或步久雨霽後地氣蒸發之處忌過食魚鳥餅粢一切厚味忌大酒及醉睡忌房事過度及醉後入房忌久坐久立及行步勞動俱失其常慎此五者則不止脚氣亦諸病不生久視之要訣也

小兒吐乳雖數端大要不過虛實二途盖有胎元胃虛不能消化乳汁以分布下部而吐者有飲乳過食結成癖積拒格新乳而吐者又有胎毒潛伏於腸胃之間格拒乳汁或兩者相搏遂爲頑涎結聚胸膈而

吐者。此證特多富貴。而貧賤最少。故治法宜清涼者多。而又有宜溫補者。又有不拘攻補。從中治。消痰化食降氣殺蟲以奏效者。當審其證而治之。

虛勞及極虛證。間有手指末節以下腫黑者。盖經脉不能盈四末。而瘀血敗惡之所致。未知前人言及否。余曾聞之於太田隆元。水腫并脚氣心下痞鞕者。有辨衝心與痞之訣。其痞浮顯按之易知者。無衝冲之患。其痞沈着按之難認者。反生不測之變。宜潜心辨之。

久病不問何證。脇肋骨露。歧骨如緺襞者。得生少。

仲景曰：少陰病，脉微細，但欲寐，此少陰邪深入，裏陽氣衰竭故也。不止傷寒，諸久病語話飲食之際亦眠者，死候也。

證治要訣曰：諸中風，忽吐出紫黑色者死，驗之於諸病皆然，不止中風也。

醫者對病人，未診之前，問其證候，胸中預擬其方，則診畢後反失其真諦，宜虗心精診，而後熟慮下按矣。

俗所謂疝瀉、疝痢、疝淋者，醫書所謂氣瀉、氣痢、氣淋是也。

欲識古人臨證施治之妙，莫如善讀其治驗，予將援其精英頗爲一書，而年老未果，哀矣。讀前輩成案，拓後學之心胸；摘羣醫之見解，萬變通則在善學耳。

月信痛用挑核承氣湯加附子效。蓋本諸喻氏寓意草治傷寒後腰痛按。一說云柳沜所發明。

木乃伊、血竭二味等分爲丸，能治乾血勞。蓋木乃伊活達瘀血，振興眞元，故然。

半夏厚朴湯加浮石，以治梅核氣奇效。

麻疹餘熱不解者，宜柴胡四物湯。茝庭曰：疹後大抵主清潤，故宜此方。

諸大患卒發嘔者，多不治。如脚氣衝心最然。

今時稱淋者，多屬黴毒。瘡瘍經驗全書所謂内注下疳。用小柴胡加龍膽車前子者。證治要訣所謂小便注桿甘瘡類也。不可與古淋混治。東郭亦有此說。而考證未確。

一奴隸患手大指觸物則氣宇欝塞。不可名狀。諸治無効。余以爲血氣流注。與活絡流氣飲速愈。

痰火點雪云。勞疾左脇痛。不能轉身者。此乃肝葉已乾。名爲乾血痛。肝經已絕。死不治。此說本於直指方。而其證今多有之。醫誤認爲肝積。與熊膽等無寸效。宜矣。山田業廣曰。素問刺禁論。肝生於左。肺藏於右。其所謂生者。言生長其氣於左。凡素問中言生者皆同。言左者非言位置。肺藏于右亦然。驗之於實際。病在左者宜踈肝瀉肝。可以見也。

祝氏心醫集云。瘧疾每日如期而至。名曰瘧信。此當原證發散未可直攻。未可截也。或前或後。此正氣漸旺。邪將不容。名曰瘧衰。方可截之。試之甚理。

痢疾似虛而不虛。似實而不實者。用參歸芍藥湯。姜聶氏治痢第三方。米糊爲丸。白湯送下。

俗所傳奇方者。多出於本草附方。不可不讀。

水戶侯文公有疾。其初登圊。大便不快下。胸懣短氣。如此兩三日。或發或差。乃召余診之。其脉滑數無根底。面色青慘。心下微滿而拘急。腹裏無動。臍下空軟如綿。乃知其病上盛下虛。非一日之故也。但侍臣視其起居如平。無能察知病情者。余出語之曰。侯病雖似支飲實由中氣虛耗。殆為危證。治法宜峻補方中加沉香更進黑錫丹。以回陽鎮逆。猶恐不及也。侍臣聞之。或驚惶或疑惑。不知所為。明日診之間吐痰沫。其色茶褐色。厥明又診之。脉十動一止。因謂侍臣曰。此證此脉俱為藏氣竭絕之候。恐有急變也。須灸天樞氣海三里絕骨等。以培下元。豎不信。逡巡進降氣之劑。而至日晡。將登圊。短氣息迫。卒然昏倒。急使人召余。至則絕矣。余嘆曰。侯之疾。縱屬不治。使侍臣早見其機。豎察其微。則未遽有今日之變也。

先哲醫話　卷下

勿誤藥室藏

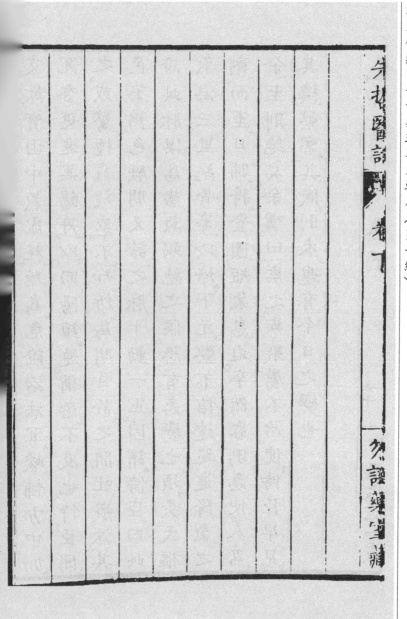

多紀茝庭

夫醫者。必取鎔鑒書。而後識見正。必參酌經方。而手段精。必廣療疾疢。而後運用極。故不明鑒經經方之旨者。雖業大行。僥倖不足觀。明醫經經方之旨者。雖一匙半劑。亦具有規則。如茝庭先生。以名家子弟。加之學術兼至。是以超逸前輩。泰斗於一世。古人所謂讀仲景書。用仲景之法。然未嘗守仲景之方。乃爲得仲景之心者。非耶。

文化丙子夏秋之交。江户大疫。其證初起熱勢猖獗。直進于少陽。不日至精神昏憒。大概宜大小柴胡湯。

黃連解毒湯而及于陽明胃實者至少爾後流行往
往類此。而如陰證甚鮮矣。余嘗視先教諭治傷寒。多
用參附。故老亦言先年多陰證躁擾者。噫風氣變遷
所使耶。疫因歲運有變替。亦見於工藤周菴救瘟袖曆。及荻野台州瘟疫辨。蓋辨六氣之環轉折
神氣之出入。陰陽消長之妙。虛實遞更之變。首尾貫通者。唯仲師書爲爾。後學當細心辨之。
辛己歲。春來多旱。至夏秋之際。炎熱特甚。疫邪流行。
其證不惡寒。肌熱如灼。脉洪數。或緊細。手腕顫掉。下
利日四五行。或溏泄過多。渴好冷水。舌上無胎而乾
燥。心下支結。腹虛滿。雷鳴讝語。或昏睡不語。吐沫頭
汗。甚者嘔逆上竄。速羸瘦。下黑血遂死。余以爲是暑

熱侵肌肉。邪氣著筋脈。津液乾枯。血分沸亂。故至下血而極矣。治法清潤補三法中。兼利水而得効。蓋比之於丙子之疫疾。其證候亦少異矣。

少陰病輕證。有既濟湯與姜附益氣湯之別。上焦津液乾枯。其證似白虎湯。而脉浮數無根脚。腹部軟弱。且微利。雖渴無欲飲水數升之勢者。為既濟湯。若夫邪氣纔漫。漸見讝語煩躁。肌熱不甚。舌上濡潤。所謂勞役感寒者。為姜附益氣湯。此證卅年前多見之。而至近時。唯見導赤各半湯。升陽散火湯等證。而此證絕少。時世之變亦可以知已。

冬月傷寒。發汗不解。下利數行。或不下。下利。三四日後熱彌熾。讝語煩悶。口舌乾燥。呼吸促迫。脉弦濇。或滑數無根底。舌上黄濁。心下痞。小腹無力。面赤耳聾。余以爲直中證。與以附子劑。無效。後謂上熱下冷。與乾姜芩連人參湯。其效如桴皷。

文政己丣。仲夏至仲秋。都下痢疾大行。斃者不知數其證皆熱毒痢。邪氣熾盛。下利至百餘行。治法發表攻裏。或清凉奏效。而偶有挾虚者。桃花湯所宜。若誤投粟殼訶子類。必害。又虚家屢下之後。血水泄下。羸脱者。又腹裏拘急。至夜燥渴者。用地黄得效。

痢疾久不愈。舌上如粟粒。其色黃白或純紅。甚者及牙齗。此證多屬不治。又有舌上咽喉牙齗一面生厚黃白胎如鵞口者。有發吃逆者。皆爲不治。按諸疾久不愈。口舌生鵞口瘡者。皆胃氣衰敗之候。固爲死證。

痢疾發渴者多好熱湯。不可槩爲陰而治。寒下劑間効。又痢疾手指逆冷者屬熱。陽脫於上故也。又熱利失下虛極者。必手指冷至肩上。而足僅過踝而已。俱非溫藥所宜矣。

痢疾初起。脉數無倫。下利頻數。精神不安。額上汗出。面部肉脱者。皆爲不治。

文政庚辰春夏之交淫雨數日霽後暴催溽暑時人發奇疾其證如乾霍亂心腹卒痛暴熱脉洪大心下支結飲食不進大便秘結因與備急圓大陷胸湯類則反痛甚熱不去徒生煩渴余以爲雨濕内欝毒氣上攻者試與增損理中丸料（以蒼朮代白朮）痛頓減不日快復遂活數人後閱東郭導水瑣言京師亦行此證東郭用外臺桑白皮呉茱萸二味者得効盖一類也（按桑白皮呉茱萸二味方原治急喘而東郭運用之元和紀用經名之降氣湯）

痘疹序熱疑似者診虛里其動亢盛及缺盆者痘也此動無者他病也余得此訣於小川檉齋而驗之果

然。

黴毒雖分四證。不出二端。何則下疳在肌肉而毒淺。故發則爲楊梅瘡。便毒著筋脉而毒深。故潛則爲結毒。然亦有虛實之分。下疳其人虛者毒易侵入。故其愈遲。便毒其人實者毒易外托。故其愈速。竟亦不出二端爲。

舊疾暴變者。多因邪氣內伏。能認其候。不拘本病。直與發散劑則効。是即先治其卒病之意。

和田東郭以地黄治心下痞。蓋本諸吳氏參附養榮湯治下後反痞之說。余以爲地黄之痞與瀉心湯之痞。相似而異。腹部宗筋急。津液乾枯。其勢上迫於心下。故以地黄滋潤筋脉。則痞自愈。若飲邪併結。心下支滿者。非瀉心湯不能解。是所以相似而大異也。

世醫將證候錯雜難名狀者。概曰癇證。盖本諸香川氏行餘醫言云。先教諭曰。癇本小兒病。在大人當稱曰癲。如香川所謂癇證。則大病奇論所説氣疾。戴復庵所謂心風爲相近。余嘗考其病由。係心肝膽三藏。有由心神虚怯與心氣不寧者。有由肝氣抑欝與肝氣過亢者。如膽氣亦由虚實證候各異。能讀古人論此三藏病證者。則於其治法思過半矣。

難以小便黄白辨寒熱。戴復庵既論之。而如以渇之冷熱定陰陽亦不可拘執。熱利喜熱湯。風濕欲冷飲。同類相求之理。不可不知。其他以所喜冷熱。定病寒熱。大抵爲不差。

傷寒熱劇證。用柴胡黄芩類。非多服則不能奏效。水氣洪腫者。與淡滲藥。非大劑則不能達力。屢驗果然。

嘔吐不止。諸治無效者。畑惟和診曰。脉浮數屬表邪壅遏。與葛根黄芩黄連湯速愈。又有同證者。片倉周診曰。脉沉伏屬鬱熱。與白虎湯果止。可謂二子診異表裏而併妙矣。

古方之妙。殆不可思議。今舉其二三。如牡蠣澤瀉散料或加大黃治實腫陽水。括蔞瞿麥丸治腎氣丸證而嫌忌地黃者。黃連湯治霍亂吐瀉不止。心腹煩痛者。梔子甘草豉湯治膈噎食不下者。苓桂甘棗湯治澼囊累年不愈。心下痛者。白頭翁湯治腸風下血。余數年所實驗。桴鼓影響。妙不可言。用古方者。豈可不精熟哉。陳修園曰。旋覆代赭石湯。今於嘔吐不止之證。又噦逆。借用甚效者。取其重以降逆也。乾姜黃連黃芩湯。今於食入即吐之證。取用甚效。又借用麻杏甘石湯。治中暑頭痛。汗出而喘。口渴之外證。黃連阿膠湯治心煩不得臥之內證。借用麻軺豆湯。育陰利濕。俱從小便而出之類。可知經方之變化如龍也。

澼囊治方雖居多。無如苓桂甘棗湯者。余又以三因方補脾散。煉蜜爲膏服。得奇效。若便秘內實者。起癈丸爲妙。

千金紫蘇子湯中當歸。取之於降氣。本草云。主欬逆上氣是也。人參敗毒散中枳殼。取之於驅風。本草云主風痒脉痺是也。世醫日用而無審其効用者。噫。

余嘗治一男子。傷寒數日不差。讝語面赤。脉緊無力。微下利。上熱下冷者。與姜芩連參湯無效。小河雄齋吉益南涯門人與當歸四逆湯速愈。曰予往年患此證。紫田芸庵用前方得蘇矣。

病人足指甲溫。而兩脛冷者多死。腿脛無水氣。但足跗腫者亦危。

大病久忽兩頰筋弛。如落架風者。屬不治。和劑局方烏荊圓主治云。頭頷寬嚲不收。手盛頷能食。盖此類。喘逆諸治無效者。與熊膽効。又與左金丸料屢驗。

脚氣雖小便快利。脉駛。胸動甚。至衝心者。水毒外壅侵内也。又雖脉候胸動俱穩。小便不利以至衝心者。水毒内鬱遏脉動也。此二證係局外之變。不可不精思。

脚氣。下部無水氣。胸背頸間面部。或手背浮腫者。忽至衝心。不可輕視。如水腫上盛者亦然。

脚氣嘔逆喘急者。爲衝心之漸。不可忽諸。然復有似而非者。一壯夫脚弱脛腫。喘滿短氣熱熾。診之疫邪挾痰者。乃與柴胡陷胸湯。兼服利水劑亟愈。又一人麻痺痿軟。嘔逆不食。診之脚氣兼蛔蟲者。乃作腎氣丸料與之。兼以烏梅丸而全治。此等診在脉與胸動。而非精詣者難與言。嘗聞先生以一味連翹膏治脚氣嘔逆衝心者。可謂得古人不傳之妙矣。

脚氣發熱類風寒者。不衝心則爲脚痿軟。爲可懼。救之偏制脚氣爲妙。若真挾風寒者。非此例。宜比較以辨其差。

診視之際。有病情隱微難認者二端。一則勞瘵肝欝之類。始萌時。感招外邪。外邪雖解。病不可愈者。內爲有奸也。若徒爲外感治之。則其取敗不尠矣。一則舊疾人得疑似之新病者。假令如痼瘕之得腸澼。澼囊之得飲食傷。若拘執舊疾。不治新病。則其害在反睫。此二端最宜精診熟察。張景岳曰。醫有慧心。心在局外。醫有慧眼。眼在兆前。其是謂乎。

病名古今異稱。或一證及數名。極爲繁衍。如一病蓄數義。最易致誤。今舉一二辨之。腫本癰腫。轉爲水腫之腫。瘡本創夷。轉爲瘡瘍之瘡。疳本蝕爛之義。而小兒嗜甘爲病。亦名疳。痰即澹飲。古作淡。而後世槩爲稠涎之名。癉熱也。省文作疸。而轉爲黃病之名。又移爲丹毒之名。瘤者懸贅也。後世轉爲丹溜之溜。悸心動也。而古來槩爲動築之義。奔豚難經以爲腎積。傷寒論以爲氣衝。欬逆謂欬嗽氣逆。而後世謬爲噦逆之名。此類宜甄別焉。桂山先生瘟疫類編序。辨病名字義亦精晰。宜與此條參看資益。

近來舶齋醫書。大率蹈襲陳言。未有所發明。而其序跋徒極稱揚。顧不讀古書者之所爲。要之優孟衣冠。不過追時習釣名利耳。

讀醫經與他書異。若讀傷寒論。最當虛心平氣。就其至平至易處。研性命之理。使文義與治術吻合符契。而後博徵諸載籍。多驗諸疾病。優柔厭飫。浸潤涵泳。真積力久。始足以應變無窮。此之謂善讀者矣。世或有穿鑿拘泥。固執偏見者。有膚淺浮踈。自夸心得者。有徒騖論辨。而不察證治之要者。有專拘字訓。而不究微意之所在者。此皆不善讀之過也。又有不學無術。臆測懸揣。以為得經旨。間有不合已意者。概謂之後人攙入。妄刪改之。此所謂夏蟲疑冰。越犬吠雪者耳。盖據經以洞病理。此其常。而亦有由驗病而悟經義者。不可不識焉。醫之所貴者。力學之外。又得名師益友。日舉其所治之證。與聖經之異同。合而講論。始知其妙。此亦由驗病而悟經義之一端也。嘗攷諸家注釋。成聊攝順文直解。稍屬淺拘。然創闢之功誠偉。能爲來者所矜式。方中行亦出新裁。非無發揮。然憑其私。顛倒經文。實作之俑。喻嘉言略本中行。更益端緒。後人何以崇信之至。柯韻伯學識頗高。最有所見。而猶多臆斷。程郊倩間話俚語。失解經之體。至論理精密。殆非諸氏所及。汪苓友處心平穩。疏通前注。雖未能脫陋習。固與專已守殘。相去懸隔。張隱庵及令韶。率由舊本。不敢錯易。蓋不蹈時趨者。錢天來辨訂不遺餘力。然或失太鑿。亦不無膠柱。醫宗金鑑滙纂之洽。殊爲有益。其刪章改句。無所不至。抑亦妄矣。多紀柳沂曰。古人註張于傷寒論者。既無順文釋義之弊。克闕守陋襲膠之說。旨義明白。別開生面者。柯韻伯來蘇集是也。割裂舊章。以爲類纂。雖不免妄改古書之責。錯綜有條。端緒井然。足以爲臨局施治之便者。錢天來溯源集是也。蓋二家之集。精則精矣。奈何博辨冗議。讀者不能驟窺其要。烏在涇之書。其說多原于韻伯。其分治法倣天來而變其例。更出新意。以啓發之。緯約理該。直截易了。雙珠一貫。斯供把玩。是亦活人之手段也。二子說議論切當。爲後學楷則。當與呂滄洲論歷代諸醫文並傳。

讀書法務遵古人。古人之言既妄矣。固無須贅說。而徒鬪博誇多。更生異見。右傳左會。喋喋費解。謂之無用之辨。吾不取也。

凡讀醫經。遇訓義有確據。則舉其一二而足矣。不必取於繁冗也。

訓詁雖精。而其義不切於治術者。未爲得也。訓詁雖不精。而施之於疾病。必有實效者。乃爲得經旨矣。

凡立說者。非通貫全經。則不可謂之盡理蘊。非該盡萬理。則不可謂之得經旨。矧乃欲以變律常。及拘於常而不通變者。皆不善讀之過也。

講研軒岐長沙之經。決擇歷代良師之著。以切臨病處藥之際。是吾家爲學之方。亦即吾家爲醫之訣。是以先君子蒐羅天下醫書。以貽子孫。其意一在後之人善讀而善用之焉已。此數條爲後學開正路。一一書紳之語。余嘗謂自古以來。醫籍充棟。賢愚不等。偏見迂論者。不可勝數。亦毋庸詳辨博考。只驗聖經賢傳緊要之書。揣摩精究。自然學術自進。鎖末字句。置之不論。別風淮雨。何必一一查考耶。

書先哲醫話後

歲遇豐熟穀盈百室露積如梁而遺秉滯穗猶且可拾寡婦所利較諸農夫所慶雖有多少之等豈異其堅栗乎向栗園公著皇國名醫傳叙先哲事迹猶穀盈百室然雖此篇屬遺秉堅栗則同焉後進嘗其旨否所利不少終善且多者必有矣因想初公苦學蓋亦不與農耕隴畝蹈泥淖驅牛馬耘耔費精而時刻望秋興今之學冨業殷亦復與農遇豐熟黄雲漠漠表嘉瑞同吾曹推公為困窮爲倉城則此刺告竣其可不慶乎喜而跋

[illegible]呉[illegible]臣識

先哲醫話　跋

勿誤藥室藏

今村亮謹識

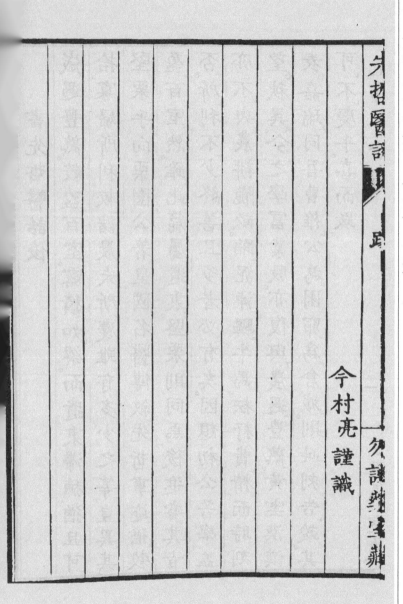

書先哲醫話後

趙雲崧著甌北詩話，於唐宋明清四代取十家，以爲學者之圭臬。從來詩話無出其右者也。栗園淺田君之著先哲醫話，体例略似甌北，所載十三家，雖儒醫異道，其爲大家一也。予曾謂　我邦文字之亭，輸籌西土，獨至醫術，洵有出藍之妙也矣。清朝醫家尤欽鶴、徐洄溪，稱爲大家。徐氏醫學源流論，議論正大，學力可見。至讀蘭臺軌範，則殆如出別手。尤氏金匱翼，稍可見。醫學讀書記，則甚少可取者。無他，坐文勝而寔不足耳。此編之成，使辮髮兒讀之，果何如哉。若有王梅庵其人。則叙而傳之也必矣。然則君之此舉。可謂補醫林一缺事矣。明治己巳晩夏朔。

後學　村山淳拜識

跋

趙宋以降。詩話之夥。累積可拄屋。而至文話則唯宋有王銍文話。明有閔文振蘭莊文話。李雲文話而已。如醫話絕無。不亦杏林缺事乎。邇者讀詩人徵畧。引靈芬山館文鈔云。黃凱鈞夙工於醫。以濟物爲急。合善藥以施。輯其所得爲醫話。瘟疫論類編序云。劉奎亦著松峯醫話。而未見其書。每以爲憾焉。栗園先生嘗倣其目。輯皇朝名哲之說。名曰先哲醫話。葢醫有按有話。醫之有案。猶吏之有按。斷章取義有格定之式。而話則優游饜飫。入人心者深。是則不可不與詩文之話。並存而傳也。因校以授梓。

門人　信濃　松山挺謹識

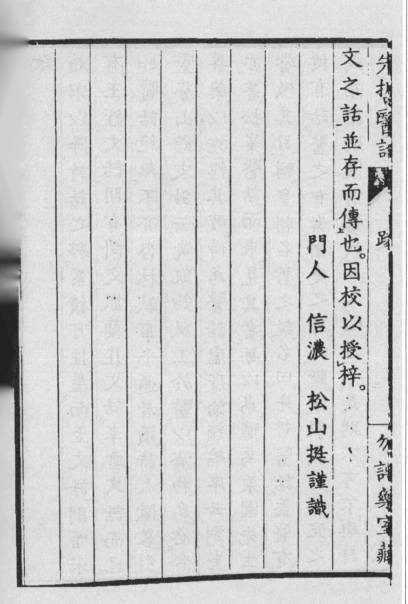

先哲醫話上下二卷。日本信濃人淺田宗伯撰。攷文淵閣著錄之書。凡醫家類九十七部一千五百三十九卷。列於存目者。又九十四部

亦自八十一難。證之內外。兼之
氣性。方之佐使。無之不備也。
然未有釋醫論以盛語
者。醫之良語。實自宗伯始。
夫醫者意也。病之莫長。

醫世之定。自和濟局方專
主燥烈香熱之品。而劉守
真救以寒涼。至於張子和。
舉一切病以汗吐下三法治
之。東垣興而重固脾。丹溪

生而重濁陰。景岳作而重補陽。夫古之人畢精研思。竭畢生之心力以從事。當其縱心孤往。必熟察其天時之寒燠。地氣之燥

況世運之治亂。人身之强弱。一旦窮於貫通。或涼或熱。或補或伐。如良相治國。名將用兵。撥之所向無不如意。至一偏之論。吐其椅

先哲醫話　卷　三　勿誤藥室藏

得之秘也。或不察所由來。墁之株之守一先生之說猶而不化。是何異契舟求劍以爲劍在是乎。丞明屋其多致。轉謂古方過是

以誤人。如陳起龍黃元御。詆諆先哲不遺餘力。抑又傎矣。若先醫真積力久而有所獨得。單詞片語皆精微之旨則學至間。雖涉偏。學者能優而柔之。饜而飫之。神而明之。用場無不致。又況其言之純粹以精者乎。是書蒐羅名言。間附評論。

皆於裏精當。託諸於後
藤艮山。呂山並唱復古之
說者。而東洞多紀茝
庭之論。於讀經之審定
周之詞。尤三致之意焉。哉

唯崇先哲之法以示人。且示人以數法之方。深田氏於先生其力勤而用心苦也。日本之知漢醫。自新羅百濟來。逮隋唐而盛。其後李朱之說大行。丹水友於是倡復古醫學爲關至於今。此書所録，自吉子元至文政凡十三人。取其尤著者耳。淺田氏名惟常。

號識此一號累園。舊幕府醫官。今隱居不仕。以醫名于大洲。華醫者三十餘種。斯其一也。以療余疾。因得讀是書。他日歸將以授

之醫院。以補金匱石室
之缺云
大清光緒丁酉年王正月嶺
南黃遵憲公度跋並書

外揣醫言　跋

竹内熊次郎書

版權免許　明治十三年八月廿三日
同年九月出板

編輯人　静岡縣士族
淺田宗伯
牛込區横寺町五十三番地

出版人　長埜縣士族
松山良禎
日本橋區本石町三丁目十七番地

先哲醫話
勿誤藥室藏

西京　書肆　出雲寺文治郎
大坂　書肆　岡嶌真七
同　前川善兵衛
同　大野木市兵衛
東京　書肆　北畠茂兵衛
同　稻田佐兵衛
同　稻田源吉
同　小林新兵衛
同　山中市兵衛
同　丸家善七
同　青山清吉

同　牧野吉兵衛
同　北澤伊八
同　若林喜兵衛
同　吉川半七
同　别所平七
同　牧野善兵衛
同　江島喜兵衛
同　東生亀治郎
同　出雲寺萬治郎
同　太田勘右衛門
發兌人　福田仙藏
神田區通新石町二十一番地

醫案醫話類

醫事説約

〔日〕香川秀菴　撰　本石町（江户）萬笈堂　文化五年刻本（新刻序在前）

醫事說約

〔日〕酒井元格 撰　本石町（十二）酒文堂　文化五年刻本（藏淺野館）

醫案醫話類

一本堂家方

香川先生撰

醫事說約

暘谷良知先生閱

鴨好文軒
英萬笈堂
升川泰山堂

新刻醫事說約序

本邦正德年間、香川秀菴先生以醫名于京師、醫家至謂先生為太山北斗、先生信京醫之最高手也哉、其所著藥選行餘醫言行世、而藥論病因中天、但未見其集方、頗為遺憾矣、頃者書肆平吉刻禮菴所輯醫事說約成、請序于余、余取而讀之、即先生日用之方、始自湯液丸散、終于餌食酒醪、殆如一編食次冊、六味八珍並陳于其中、則先生和劑之妙、所謂劑如羹之和者耶、後之染指于先生之鼎者、必嘗味而旨之、亦必帳秘是書、以臨病人、其應見症、可辛甘、可酸苦、不過為一披閱之勞、而瞭然在目、此禮菴纂輯之功、誠不淺小矣、惟未梓行為小缺陷耳、今也平吉、得古寫本之正且善者、精挍再三、梓而行于世、其功不在禮菴之下、四方醫家、必且嘉尚之、是為序、

文化五年戊辰七月

江戶　鈴木維正良知甫　序

德洲　武田信任　書

醫事說約序

醫之為醫、古之與今、均之皆不學無術也哉、而本邦醫家愈益甚、斐所深惡也、是故耻為醫、雖然世醫也、至於斐之身而反之、不可思之又思、卧不安席、食不可味、癸亥之歲、聞脩菴先生以一本之道倡乎平安、輿曰盍歸乎來、千里負擔列弟子籍、於是乎出於幽谷遷于喬木、人或有非先生稱儒醫者、斐曰何其傷也、服堯之服、誦堯之言、行堯之行、是堯而已矣、先生之祖述語孟、憲章孔孟、而成一家言、而服儒服、是非儒醫何也、與夫不學無術之醫、黑白冰炭豈可同日而論哉、斐雖不敏、親炙有日、僅得窺其一斑、今年孟夏閲禮菴先生醫事說約、轉寫日久、豕亥不少矣、斐乃與池子刪其不正以歸乎正、嗚呼先生活人手段、盡於此書乎、何其盡也、孟子曰、梓匠輪輿能與人規矩、不能使人巧、惟先生亦然、著述是書、使門人小子知治體如此耳、巧則在其人矣、勿膠柱而皷瑟也、先生之所命也、讀者鑒之、

延享元年甲子仲冬朔豐州森都菅斐希文

拜書於一本堂

序

大哉一本之道也彼沉沉于五行配當之說者誰能知之其居常所施之術救人於短期之間盧扁之所不敢當也而天下之七懷病來者雲合霧集魚鱗雜襲飄至風起大哉一本之道也往昔禮菴先生撰醫事說約而此書也固無意於致之遠備之一不朽之具但欲使門人小子便治療之方也惜哉本書既堙滅其誤落于坊間者猥以吐五里霧於是乎人各欲復其初者無一盡力者吁其不盡力乎又將力之不及乎今茲甲子之夏菅池二子合力正之遂以廓如也當今有志于此

道者由于此書磬控則伯樂在其身焉耳而
欲得此書者引領凝凝不但吾黨天下皆然
誠南海之羽出疆而後珍況於此書乎
延享甲子仲冬既望阿波宮成鳳韶選

凡例

一斯書本以寫本行帝虎烏鳥之謬不一而足矣此以古寫本尤善者為藍本更集數本為釐正衍字者刪之脱文者補之兩可難裁者附註其下不敢一毫苟且賜覽君子應自知之

一菅宮二子不善文辭故其序率語意不通本應從刪然微二子之序何以知禮養先生所以纂輯是書之意故姑依舊存之

一書中藥名率從省略急遽之際多有迷謬者焉今詳其中一字茯者茯苓也亦作苓朴者厚朴也亦作厚而樸樕亦曰樸與朴

同音而易混。枳者枳實也。亦作實。亦作殻。姜者生姜也。亦混干姜。一本乾姜从干傍。姜作矮字。今从之。大者大黃也。亦作虎。亦作將。芒者芒硝也。亦作硝。陳者陳皮也。亦作橘。瓜者栝樓人也。亦从木邊舌。作栝字。而瓜子人亦曰瓜。易混而叵別。諸如此類。不可勝舉。世之大方。幸正諸。

一 斯書刻為巾箱小字本者。要其易提攜也。當今醫家藥篋中。必貯方彙方選方撮類聚方等。未及是書。誠為闕典。斯書發兌之日。大方購焉。貯于篋中。以供異日疾疢之用。則必有大裨益矣。

目錄

醫事說約

家方四劑

順氣劑

茯大　半　壳或代陳　厚中　草少

姜三分或五分

右以水二合煮取一合分溫二服不堪多服者三四服以茯苓半夏湯為辛方之主吾門以順氣為治療第一義順氣者承氣也蓋取於仲景承氣湯意也苟能識得此方臨機應變以治用之則處劑治病可運於掌上矣

加減法、風邪加圭芎升瘧加柴芩圭升痢加芎將後或加賓連木隨症出入一切瘡不思湯藥者加莪木㨾咽痛加桔凡疫邪不可欠升疝積痛加桂芎索烏附茱類泄瀉去壳厚加朮㨾木滯食傷食加藿木益吐瀉後厥冷加㨾附咳嗽加果㨾芩味喘加卜杏為主或莢㨾莪果瀝隨症進退一應輕症宜用此方消息

解毒劑

茯 通 恐大 芎 大中 甘小

右水二合煮取一合分温二服勝藥氣者三頭服加土茯五錢則水四合煮取二合

痺一作癖

或用坎十錢則水八合、煮取四合、惡湯捐者、六合煮取三合、一升煮取五合亦可也、若用大劑水率須準其方大小徽瘡家一切必用之要劑療徽瘡便毒下疳結毒發漏筋骨疼痛諸壞症及癬瞝瘡諸惡瘡膿淋加減法、坎樸苹將滕升隨症出入弱人或泄瀉家胃虚者、方中將代枳胃實大便秘結或骨痛甚者、須用將咽喉痛喉痺加桔梗淋或有水氣加苿有水銀輕粉毒坎最可也、藥選坎條下辨正可參考、

排毒劑

茯 獨大 桔 芎中 枳 柴小或代升

甘小姜三分或五分
右水二合煮取一合分温二服勝藥氣者
至頓服治痛痺風毒瘟疫類一切眼疾咽
喉痛一切瘡腫疥癬加減法痛痺防通恐
桂附隨症出入足痛加膝骨節痛甚加將
咽喉痛桔為主眼疾血多加危蘗菊類痛
甚加將羔風眼加倍升結毒眼加將

潤涼劑

茯果大苓知膠中甘小
姜三分或五分
右水二合煮取一合分温二服或三服療
吐血下血咳血或勞瘵欲用湯藥為灸助

則宜用此方消息加減法、吐血加茇艾、無茇代、百下血加朮、薑、或歸芎芍桂、隨症進退、勞欬潮熱往來加柴、嘔加半姜、自汗盜汗加牡、瀉減芩、知加朮、金瘡產後諸失血非此方所主也、

○傷風寒

桂枝加減方

風邪輕症、脈浮數、頭痛惡風發熱、或鼻涕出者、

桂　芍　半　升　陳　甘

家方順氣劑

夏月加薷、

一本無桔

又方

兼温疫、或咽痛者、

桂 芎 半 桔 升 甘

家方排毒劑

風濕兼中通身重痛、或咽痛者、

桂枝湯

脈浮發熱、汗出惡風、鼻鳴乾嘔者、加半

桂 芎 甘 姜

葛根湯

項背強几几、無汗惡風、或自下利者、嘔加半

桂 芎 葛 麻 甘 姜

麻黃湯

脈浮弦、頭痛發熱、身痛、腰痛、骨節疼痛、惡風、無汗而喘者、

麻　桂　杏　甘　姜

大青龍湯

脈浮緊、發熱惡寒、身疼痛、汗不出而煩躁者、取微似汗、汗出多者、溫粉撲之、明理論溫粉方、朮並藁芎、以上四味等分、細末一兩、米粉三兩、不入藁亦可也、又方牡蠣一味撲之可也、

麻　桂　甘　杏　羔　姜　棗

小青龍湯

表不解、心下有水氣、乾嘔發熱而咳、或利、

或嘔或小便不利小腹滿或喘者、

麻　芍　味　桂　半　辛　甘　乾姜

加減法、渴者去半加果微利者去麻加蕘

噎者去麻加附小便不利小腹滿者去麻

加茯喘者去麻加杏

厚朴生姜甘草半夏人參湯

發汗後腹脹滿者、

茯苓四逆湯

發汗若下之病仍不解煩躁者

茯　蓡　乾姜　附　甘

加減益氣劑

發汗後二三日、脈乾、面赤惡熱或下利二

三行舌上有苔或無苔而赤不欲飲食喜熱飲食難進重者不寐間有讝語妄言眼目赤如是者加附加倍蔆腹滿者去蔆近年時疫多有此症麻黃桂枝發無効茈胡白虎亦不能解重者七八日斃症不甚者荏苒引日終至于死束手受敗播磨同志試用此劑得効云不顧他証只管與數十貼稍知期十四五日予亦試用間得効故記以備後考

蓍　蔆　朮　歸　橘

五

苓湯

發汗後大汗出胃中乾煩躁不得眠欲得

飲水者少少與飲之令胃氣和則愈若脉
浮小便不利微熱消渴者
猪　澤　茯　桂　朮

茯苓甘草湯
汗出渴者五苓湯主之不渴者與此湯
茯　桂　甘　姜

猪苓湯
汗出多而渴者不可與脉浮發熱渴欲飲
水小便不利者
猪　茯　膠　滑　澤

梔子豉湯
發汗吐下後虚煩不得眠若劇者必反覆

顛倒心中懊憹，或煩熱胸中窒者，

危致

小柴胡湯

傷寒中風五六日，往來寒熱，胸脇苦滿，默默不欲飲食，心煩喜嘔，或胸中煩而不嘔，或渴，或腹中痛，或脇下痞鞕，或心下悸，或小便不利，或不渴，身有微熱，或欬者，此湯主之。凡用柴胡湯，但見一症便是，不必悉具。加減法：若胸中煩而不嘔，去半加果實；渴者，去半加倍蔞加果；腹中痛者，去芩加芍；脇下痞鞕，去棗加蠣；心下悸，小便不利者，去芩加茯；不渴，外有微熱者，去蔞加桂，

欬者、去蔓姜、加味蔞、

柴　芩　蔓　半　甘　姜

大柴胡湯

十餘日、反二三下之後四五日、柴胡症仍

在者、先與小柴胡湯、嘔不止、心下急、鬱鬱

微煩者、爲未解也、與大柴胡湯下之則愈

茈　芩　芍　半　枳　姜　一方加將

建中湯

脉澁弦、法當腹中急痛者、或心中悸而煩

者、嘔家難用以甜故也

桂　芍　甘　姜　飴

桃核承氣湯

熱結膀胱其人如狂血自下下者愈其外
不解者尚未可攻當先解外外解已但小
腹急結者乃可攻之

桃 桂 將 芒 甘

抵當湯

傷寒六七日表症仍在脈微而沉反不結
胸其人發狂者以熱在下焦少腹當鞕滿
小便自利者下血則愈所以然者瘀熱在
裡故也喜忘者必有畜血所以然者本
有久瘀血故令喜忘屎雖鞕大便反易其
色必黑身黃脈沉結少腹鞕小便不利者
爲無血也小便自利其人如狂者血證諦

也、

蛭　蝱　桃　將

大陷胸湯

脈遲、膈內拒痛、胃中空虛、客氣動胸膈、短氣煩躁、心中懊憹、陽氣內陷、心下因鞕、則為結胸、傷寒六七日、結胸熱內實、脈沉而緊、心下痛、按之如石鞕者、結胸無大熱者、此為水結在胸脇也、但頭微汗出者、重發汗、而復下之、不大便五六日、舌上燥而渴、日晡所小有潮熱、從心下至小腹鞕滿而痛、不可近者、　脈浮大者、不可下、

芒　遂

十棗湯

下利嘔逆、表解者、乃可攻之、其人漐漐汗出、發作有時、頭痛、心下痞鞕滿、引脇下痛、乾嘔短氣、汗出不惡寒者、此表解裏未和也、

芫　遂　戟　棗

小陷胸湯

結胸病正在心下、按之則痛、脈浮滑者、

連　半　果

半夏瀉心湯

心下鞕痛者、此爲結胸也、大陷胸湯主之、但滿不痛、宜此湯、心下鞕、下利不止、水

躁不下其人心煩者、
半　芩　蔘　連　甘
大黃瀉心湯
心下痞按之濡脉浮者
大黃　黃連
生姜瀉心湯
傷寒汗出解之後、胃中不和心下痞鞕、乾
噫食臭、脇下有水氣、腹中雷鳴下利者
姜　半　蔘　連　甘　芩
附子瀉心湯
心下痞而復惡寒汗出者、
黃連　芩　附

甘草瀉心湯

下利日數十行穀不化腹中雷鳴心下痞鞕而滿乾嘔心煩不得安醫見心下痞謂病不盡復下之其痞益甚此非結熱但以胃中空虛客氣上逆故使鞕也

芩連薑半甘

赤石脂禹餘糧湯

傷寒服湯藥下利不止心下痞鞕服瀉心湯已復以他藥下之利不止醫以理中與之利益甚理中者理中焦此利在下焦此湯主之

赤　糧（若無糧則土器一味細末以稀糊丸代禹餘糧湯）

白虎湯

傷寒脈浮滑、表裏有熱、或舌上乾燥譫語、渴欲飲冷水者、

知　甘　米　羔　姜

人參白虎湯

傷寒吐下後七八日不解、熱結在裏、表裏俱熱、時時惡風、大渴、舌上乾燥而煩、欲飲氷數升渴、無表症者、

知　米　羔　蔘　甘　姜

小承氣湯

多汗、以津液外出胃中燥、大便必鞕、鞕則譫語、否、服湯譫語止、更勿復服、譫語發潮

熱者手足濈然而汗出者此大便必鞕也傷寒若吐若下後不解不大便五六日至十餘日日晡所發潮熱不惡寒獨語如見鬼狀若劇者發則不識人循衣摸牀惕而不安微喘直視脈弦者生濇者死微者但發熱譫語者與之若一服利止後服心中懊憹而煩胃中有燥屎者可攻腹微滿初頭鞕後必溏者不可攻之不大便五六日繞臍痛躁煩發作有時者此有燥屎也

將　朴　枳　芒

調胃承氣湯

發汗後胃中不和譫語者十餘日不解大

便鞕者熱譫語者

將　甘　芒

蜜煎導

蜜一味入銅器中微火煎之稍凝似飴狀投水中以鞕爲度攪之勿令焦着欲可丸併手捻作挺令頭銳大如指長二寸許當熱時急作冷則硬以內穀道中小便自利欲大便者雖鞕不可攻蜜煎導通之

麻仁丸　蜜丸

大便祕結與之

檗　芍　杏　將　朴　枳

茵陳湯
頭汗出身無汗劑頭而還小便不利渴引水漿者此爲瘀熱在裏身必發黄 傷寒七八日身黄如橘子色小便不利腹微滿者

茵 梔 將

梔子蘗皮湯
傷寒身黄發熱者

梔 蘗 甘

附子湯
仲景所謂少陰病脈微細但欲寐者 口中和背惡寒者 身體痛手足寒骨節痛

脉沉者

附　茯　苓　朮　芍

眞武湯

仲景所謂少陰病二三日不已至四五日腹痛小便不利四肢沉重疼痛自下利者此爲有水氣其人或欬或小便利或嘔者

茯　芍　朮　附　姜

加減法欬者加味辛薑小便利者去茯下利去芍加薑嘔者去附加倍姜

白通湯

仲景所謂少陰病下利脉微者

薑　附　葱

桔梗湯
仲景所謂少陰病二三日咽痛
桔　甘

半夏散
仲景所謂少陰病咽中痛者　搗篩白飲
和服方寸匕不能散服者水煎令小冷少
少嚥之
半桂　草

四逆湯
脈浮而遲表熱下利清穀者手足厥脈微
欲絶身反不惡寒面赤色或腹痛或乾嘔
或咽痛或利止脈不出者　加減法面赤

色者加葱腹中痛者加芍利止脈不出者

加蔘自利不渴者傷寒論所謂太陰病也

當溫之宜此湯一名通脈四逆湯

甘附湯

蔘姜湯

元氣頓虚脱者

蔘湯

理中湯

調胃虚理中焦下利清穀難止　大病差

後喜睡久不了了者宜理中丸或加附

蔘朮湯　甘

竹葉石膏湯

傷寒解後虛羸少氣氣逆欲吐者

竹羔半甘麥

瓜蒂散

病如桂枝證頭不痛項不強寸脈微浮胸中痞鞕氣上衝咽喉不得息者此為有邪也當吐之

瓜赤豉

○瘟疫（蝦蟆瘟 大頭瘟）

家方排毒劑

頭大腫如瓜瓠及面或腮嚝云大頭瘟咽

喉腫痛失音頭筋張大者俗云蝦蟆温遍
身紅腫發塊如瘤者或頭上成磊塊者云
疙瘩瘟又所稱瓜瘟胸脇高起者所稀有
也以上症皆時行之氣使然有此症則擧
家傳染故屬瘟疫以下四劑斟酌撰用之不
可久升何則以主疫也　或加羗防柴桂
湯

白虎湯

熱壯而渴者或咽喉腫痛飲食難下者加
桔主之

小柴胡湯

續命湯

麻桂歸蔘羌獨甘芎

杏

甘桔湯

咽喉腫痛者痛甚腫塞水漿不下者加懸

鼠黏或加皂莢礬石

○中寒

主方

蔘术桂附木姜

附子理中湯

冬月中嚴寒身疼痛洒洒惡寒翕翕發熱

面赤或有汗重則口禁失音四肢強直泄利或清穀者

四逆湯

衝突道途一時為寒氣所中昏不知人口禁失音四肢僵直厥冷者或自利不渴者

建中湯

四肢攣急腹疼痛者

蓡附湯

元氣脫手足厥冷脈微者

灸

天樞、中脘、足三里、三陰交、

○中暑

人參白虎湯

暍症、身熱、煩渴、口燥、舌上有苔者、甚則昏
不知人、手足厥冷

五苓湯

小便不利、渴者、

一方中熱輕症、

升洪芩甘　或加果知

又方

暍症手足熱、身體倦怠、頭重、或小便赤、而
頻數、

茯 半 薷 朴 橘 升 甘

熨方

急症卒倒以熱湯加鹽酒浸帛熨臍上急無湯則代以小便

○中濕

五苓湯

小便不利四肢浮腫而渴者

家法排毒劑

風濕兼中發熱身體重牽攣掣痛者

一方

霧雨所襲或臥卑濕之地新造之宅或遠行侵雨渉水或山澤蒸氣所中傷腰痛身重小便澁四肢倦怠不擧者

茯朮附桂芍甘或加升

○痛痺 風毒腫 鶴膝風 手痺 脚痺

家方排毒劑

或加巳半桂或加附將

初發如風邪惡寒發熱頭痛遍身筋骨走注疼痛俗所謂痛風也又痛甚則歷節疼痛如虎咬狀故名白虎歷節風是也並治醫書所謂風毒

腫、鶴膝風、脚氣、手氣

家方解毒劑

或加牵挂、痛甚加將、熱解後、歷節疼痛

不止、痛處為腫、小便不利

小續命湯

初發痛甚宜與此湯發汗

麻　桂　歸　蔓　羔　芎　杏　甘

姜

桂麻各半湯

治難發汗

桂　芍　麻　杏　甘　姜

建中湯

或加薔治風毒腫

神祐丸

以水丸但散尤有効痛甚與三十九或五十九取瀉下實人至之勿施虛人

一方

通　芎　獨　恐　桂　芎　附　將

甘

右治痛痺尤良

牽牛丸

頭末一味糊丸

溫泉　但馬城崎新湯

治癱瘓手足拘攣及鶴膝風風毒腫脚氣

手氣

硫黃湯　風毒腫、痛痒、須浴此湯

蒸方

槐花、或酒糟、或紅花、熱湯蒸熱、裹帛布、溫痛處、汗出為度、日數遍用此法、以知為期

灸

食療　乾過臘魚　雞　野雞

蜞鍼法　雀膝風　風毒腫並宜之　蜞、即蛭也、令吸患處、往年京師有蜞工、

○瘧

此方疑脫半夏

桂枝加升麻湯
瘧疾初發惡寒發熱頭痛狀如傷風寒疑似難辨先與此湯

家方順氣劑
加圭芘芎苓 瘧疾不論虛實輕重有汗無汗脈自弦與此湯以下二方隨症選用不可早用截藥期邪氣稍減可行灸或截藥也

小柴胡湯

柴胡桂枝合湯
桂芎芘苓蔓甘姜

蔓姜湯

老人瘧疾、元氣難勝、宿癥發動、口失五味、飲食難下、諸藥不效、及虛脫者、蔓姜各一錢煎湯、發前二時、或發日五更、連進二貼、無力者、以朮代蔓、或送下黑丸子、

白虎湯

外挂 夏月熱甚渴欲飲水者、

截瘧方

一味常山飲、發日早天、空腹頓服、啜稀粥少許、取吐

一方

擲知常

灸

相　椒目（若無椒目則用拼亦可也）

五六發後可灸自九至十六及章門徹腹癰久不愈及有癰藏者無如灸癰後勞瘵脹滿多灸僅得萬一之幸

○痢

家方順氣劑

痢初發大便一二行瀉下後出腸垢臍下疼痛裡急後重身凉脹緩者加芍稍重症加將去茯半有嘔加倍半姜嘔家之聖藥

也、三日五日後、芍藿連木梹類、隨症加減

大承氣湯

臍下痛、旁及少腹者、輕若中脘鳩尾痛著、是劇症頻併窘困痛甚者、　二三日元氣未虛時、急迩大小承氣蹴滌、四五日後、加減治之、

小承氣湯

大柴胡湯

初發熱甚用大小柴胡瘧痢加升挂

小柴胡湯

加芍枳朴

黃連解毒湯

大黃黃連黃芩湯

半　連　芩　甘

半夏瀉心湯

以上三方，有熱似狹熱利者，或有毒難疏滌者，小兒最宜選用。

建中湯

主形氣衰弱，腹痛一二日，手足冷者，老人難用劑者，加附將。

理中湯

或加桂，去薑亦可，或加附、肉豆，或加茯半。

主痢日久，腹痛，裡急後重微者。

建理湯

或加茯半，或加朮。

此方有茈無蓯甘可疑

桂　芎　茈　苓　蓯　朮　姜

五苓湯

口乾咽燥小水難分利

蓯姜湯

送下黑丸子或香連丸主急利煩虛噤口

乾嘔者或用熊膽可也又主治產後日近

有嘔噦加丁

一方

茯　苓　姜　朮　藿　或加桂

又方

茯　苓　姜　朮　蓮　姜

主舟魚膾　形氣共實能食者初發喫之為佳

黒丸子、熊膽

香連圓

木中連大　右二味、細末糊丸、或加葉莖少、

牛扁丸、

一名關牛兒草、連采莖葉燒存性、細末糊丸、痢初不分輕重、當與數十丸、下利穢物、

治中散

或加木、主下久痢無努責、腸滑、或休息痢者、

赤石脂禹餘糧湯

主腸滑肛脫者、

灸

中脘　天樞　腰眼　自十一至十六

醫事說約　二十二

初發灸最可也、素有宿疾惡藥氣者、莫如灸努力甚腰力罷者兼治痔痢不了了者

食療

痢後元氣難復羸瘦或壞作鶴膝者及小兒痔利皆可用也、　鰻鱺魚　雞卵

○食傷　滯食

搨湯方

傷食腹痛呑酸不吐不瀉揮霍撩亂急以三味搨湯取吐吐瀉後煎湯可也、

益　木　藿

木藿　梡　挂　梹　装

家方順氣劑

加益木宿藿梹麥之類手足冷加蔘附傷

食吐後用此劑滯食並治

大承氣湯

滯食痛在下部不瀉宜用大小承氣吐後

痛不止胃中不和者調胃承氣亦可也

小承氣湯

理中湯

滯食吐瀉後下不止者

附子理中湯

吐瀉後手足厥冷瀉下不止者

四逆湯　或加蔘

蔘附湯

右四方脈伏四肢厥冷者吐瀉後元氣虛脫者不問四肢厥冷者用之

黑丸子　備救急

備急圓　絞痛窘迫不瀉急用之取下

熨方　鹽酒熱湯熨臍腹

溫鹽湯　欲吐不吐欲瀉不瀉非隔升降不通急用鹽湯取吐

灸

吐後集疝腹痛湯藥入口即吐者灸爲最

要背部自十一至十四，微腹亦可也，傷食無吐下，腹痛甚者，灸灼數百壯，以吐而痛止為度。

天樞　上脘　中脘

○骨蒸勞 内傷欬嗽自汗盜汗遺精渴疰

家方順氣劑

加朮、芎、蔘、莪、或歸、柴、苓、知、貝、麥、果、味、膠、桑，之類選用。　骨蒸初發似風邪。

家方潤凉劑

加桑、麥、味、歸、芪、半之類，有自汗盜汗者，加

牡朮蒼瀉者加朮犧　主勞熱吐白沫有

欬血者酒客或用心生理者及內傷者凡

如此証非灸無以開鬱溫養氣血若夫湯

藥則應接之具耳

小柴胡湯

有寒熱往來者隨症加減

生津丹

主欬　莎　茯　薐　練蜜搗和

黑丸子

灸

自九俞至腰部膏肓或七九脊除亦可也

骨蒸勞欬灸至數百千萬以愈為度

獺肝丸　金匱要畧云治冷勞謂熱少也

黄芩建中湯

加朮牡龍　主自汗盗汗

食療　鹿　鼈　雞　牡蠣肉　鰻鱺魚

建中湯

加牡蠣龍或連朮　主遺精

家方順氣劑

瀉痢動者澁兼用黑丸子　食療同盗汗

家方潤涼劑

濁症大抵治方與遺精同或用此劑

○皷脹 膓覃 石瘕

家方順氣劑

擇加檳、朮、莪、芎、腹、沉、桂、附、果、之類朴、果為主。肚腹脹起中空似鼓、是也、已成鼓勢者、難治、稍見其機、則速灸、以此方為應接、有得間治、並主瘧痢後、大病後之脹。

小承氣湯

急脹用此湯、取下脹湯、失氣頻頻發者、可治、腹肚膨脹硬大、見青筋臍凸、四肢枯瘦、有水氣、呼吸短促者、不可治、

桃仁承氣湯

蓄血症者、或膓覃石瘕日不久形體未衰者、

黑丸子

蟾連丸　屬蟲者，小兒服最可也

噎

家方順氣劑

擇用果、牡、膠或加陷

常人偶噎者非疾。五十以上噎固死症，無術之可施。但方將崩之時，省思慮，廢家事，艾灼數萬，肉養不怠，而以此劑為應接，則可免其患也。

燒酒

少間快胸膈怫鬱

炙

食療　鰻鱺魚　雞卵

○痱　瘂痿　健忘　卒倒　蘇後

建中湯或加附

家方順氣劑

加桂、附、薑、茯、芎之類

桂椒酒

醇酒一升貯瓷器中投桂椒蝮蛇密封三十日而成溫飲之

小續命湯

主瘀瘀

和方

治諸脱血發痓

退刺　萬刺　遏萬　萬竄

桂枝湯　四逆湯　附子理中湯　建中湯

温泉　硫黄湯　灸

反鼻交感丹

桂三戔　芎　茯　葠各六戔　芡實一分

蛇一分　丁五戔

桃仁承氣湯　有舊來兼血證宜之

灸

參附湯　卒倒宜之

三生飲　或加木萋

星　烏　附

人參半夏湯

枳實厚朴湯　兼滯食者冝之

小承氣湯　加机子

家方順氣劑　加木

熊膽

灸丹田　氣海

建中湯　蘇後冝之

桂枝湯　加半夏附朮或姜萋

痞癖疝

家方順氣劑

擇加烏附朮茱萸莪桂芍之類

建中湯

黑丸子　惡苦味者以順氣丸代之婦人尤

可也

熨方

蒟蒻煮温熨痛處

灸　温泉　藥湯　腰湯

通滯丸　疝積便秘

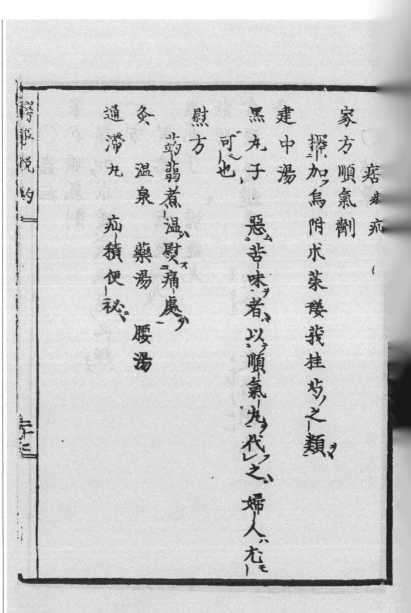

○蟲症

家方順氣劑

擇加朮椶莪椒連之類

一方

乾漆　蕪荑　糊丸ス

黑丸子　蟾連丸

熊膽

食療　鰻鱺魚　山蛤　奥梧桐蟲

灸

○眩暈

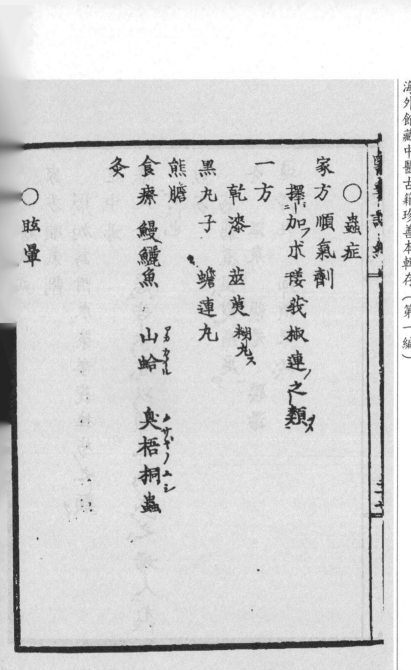

家方順氣劑

加桂芎朮檳莪之類

黑丸子

灸灼足部亦可也

○怔忡驚悸 不寐

白虎湯

加茈芩竹

酸棗湯　病後虛煩不得眠或加焉

酸甘知茯芎

家方順氣劑

黑丸子　蟠連丸　奇應丸

○癲狂癇

白虎湯

加果苓芎柴　兼用滚痰丸主之

凉膈散

苛尭將卮硝桔芩

小柴胡湯

去蓡加芎知

小承氣湯　大承氣湯

右二方秘結者至之

家方順氣劑

加术莪芎或芩果蒸之類

狂症兼癇者互之、

黑丸子　熊膽　灸　飛泉

沉香丸　即平心丸也、

○翻胃　嘔吐　惡心　嘈雜　吐酸　呑酸

家方順氣劑

一加倭术倍半用生姜自然汁　嘈雜加牡

反胃嘔吐、惡心吐酸、嘈雜諸症、因積癥

者、互用此方加減、兼灼艾三十左右、反

胃有因結毒者，當審察施治。四五十以上，僅有此症，必是噎症。

半夏生姜湯

牡蠣末　嘈雜用之妙。

黑丸子　蟲症、或積症者，最可也。

蠬連丸　因蟲者。

奇應丸

灸

○哮吼喘

厚朴杏仁湯　或加半竹生姜自然汁。

朴杏甘

家方順氣劑
加杏果竹姜栽之類或竹瀝姜汁
黑丸子生蛞蝓灸
食療大牢寒中撰鮮肉可食

○泄瀉 寒瀉
理中湯　薓附湯　五苓湯
家方順氣劑
加朮芎或蒼朮寒瀉加芎桂熱瀉加連朮
可也
一方

加藿或桂、或半、

伏　薯　木　朮　陵　甘

瀉心湯　熱瀉去之、

治中湯

久瀉胃虛者、久服此散兼灸數萬壯、得治

者間有之、

家方解毒劑

去將加枳或桂、治結毒久瀉難止者理中湯五苓湯瀉心湯等劑無効者、必有因結毒者、宜試用此方、

土器一味丸

見于傷寒門為餘糧丸下、理中五苓瀉心

下利不止者下焦瀉也治與此丸

食療　水禽不忌

○水腫

鯉魚湯

赤小豆湯

茯　通　陸　桂　赤豆

五苓湯

或加沉或去桂沈附隨証可用有喘氣者

加朴杏竹半可也

茯苓半夏湯　或加檳或加桂

神秘丸散

疥癬內攻為實腫者、或便秘腫大困窮者、急與之取瀉下、又得暫取快、而後當處劑。

十棗湯　實症者主之。

獨活湯

風寒濕邪、遍身骨節痛、或作水腫者宜之。又疥癬諸瘡內攻為腫者、

獨　朮　猪　歸　芍　茯　菝　半

橘　木　甘

家方排毒劑　因風濕者、

家方解毒劑　因結毒者、

家方順氣劑　加沉附、或茱通桂

一方
茯朮・蔘實

一方
茯通枳　或去枳加桂

一方
或加減藿朮　近歲用此方得効多也考
是胃氣鬱塞者又有腫堅實可稱風水者
加麻得即効

茯澤麥曲桂

越婢湯
腫在上部發汗可解者考審其症而後可
與勿容易

桂芎麻羔甘姜

一方

茯腹　蔘實

一方

茯沈附　或加燈心商陸

温泉硫黄湯

〇消渴

白虎湯

或擇加麥葛芎歸之類

桂枝白虎湯　人蔘白虎湯

建中湯

加果知苓或加將取下利二三行亦可也

食療　果羸餅　葛餅　胡麻　蜜湯

雪花菜　白湯攪之日噉之得効者間有之

○黄疸

茵陳五苓湯

本方加茵蔯惡蔯氣者去蔯或加朮將

茵陳大黄湯

大便秘結者

蔯　將　巵　枳　朴　滑　甘

四君子湯

虛人宜之或加桂附沈薑類

蓡 朮 茯 甘

熊膽

食療 蜆

○黄胖

平胃湯

蒼 朴 橘 皂 甘

家方順氣劑

加鉄粉葛粉

皂礬丸 名平胃丸

〇結毒 淋疾膿瘡疳瘡 癥瘡疥瘡便毒

家方排毒劑

家方解毒劑

淋疾加茉或附滑

一方

主淋疾 茯 通 芎 茉 甘 竹葉

食療 雞肉為最鼠肉鼈肉次之

温泉

一方

治疥癬瘡巴　姜

右二味臨時和點

神祐丸

紫癬入裏爲水腫用之

行餘醫言癥瘡門參考

諸痛

（）頭痛　有癥瘡風邪結毒三　曰治法薄求各門

家方順氣劑

加辛武芷

都梁丸
白芷一味糊丸

○腹痛

建中湯
或加烏附茱　因瘀血者加索莪

黄耆建中湯
右二方悪苦味最可

家方順氣劑
加芎桂附茱

五靈脂丸
或加索　治結毒或舊瘀血塊

○胸痛

家方順氣劑

擇加芎索桔莪之類

半夏瀉心湯

○脇痛 有結毒癥因可老各門加索

家方解毒劑

家方順氣劑

○腰痛

建中湯

加烏附歸芎

家方順氣劑

家方解毒劑 加桂附

○痔漏 脱肛

家方解毒劑

馬膏或熊膽猪脂之類熨之肛脱者塗之

以綿推入

辣茄丸

食療 牛肉 鼈肉 兔肉 雞肉、卵亦可也

灸

温泉

蒸法

諸血門

○吐血　欬血

家方潤涼劑

加歸芨艾

芎歸膠艾湯

芎　歸　膠　艾　芍　芐　甘

當歸建中湯

○衂血

卮子蘗皮湯

或柴胡湯加卮

白虎湯

加ニ芩或蔓ヲ

黄芩湯

芩　蔓　桂　半　姜

○便血

家方解毒剤　加ニ芩帰ヲ

理中湯

或ハ加ニ帰芍ヲ或ハ加ニ蔓附朮ヲ

一方加ニ蔓ヲ尤モ可ナリ

朮　耆　芩　附　竹　升　甘

○下血

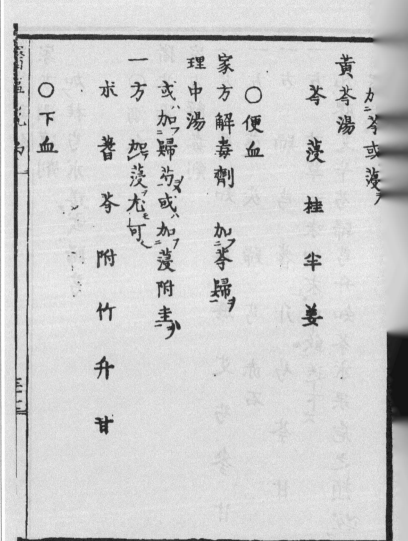

家方潤凉劑
加桂芎朮𦬆或歸芎
○溺血
猪苓湯
家方解毒劑
一方果知苓膠艾芎參甘
一方蔓荻歸芎赤石
一方歸芎蒼升芍苓甘
一方甘草一味細末白飲送下
凡膠艾芐芍歸芎升知苓朮果卮之類證

〇眼目

家方排毒劑

加危將蘗菊芸連芎歸之類

洗眼湯

治赤眼痛或加茯苓蘗

菊　歸　芎　連小　礬小

右水一合煮取半合礬石多則眼相攣

灸

肩井　扶分　魄戶　膏肓　神堂

肺俞　足三里　三陰交

四苓散

加華蒼朮治雀目至妙

朮　茯　猪　澤

蟾連丸　主疳眼　山蛤

食療　鰻鱺魚及腸煮食妙

雞肝

灸　疳眼不問虛實可灸　一

○目

家方排毒劑

加通辛或蟬痛甚加芎

家方解毒劑　加將蕪

小柴胡湯　柴桂湯

麻黃附子細辛湯

家方順氣劑　加芩柴

○鼻

蕀茹丸　雞肉

○口舌

白虎湯

家方排毒劑　家方解毒劑加減

升麻葛根湯　或加果芩

甘桔湯　或加升或羔果知

家方解毒劑　主重舌

一方　硼小　辛大

右細末以三稜針刺取血以管吹藥

醫事說約　二十九

○牙齒
連辛湯　連　辛
白虎湯
或ハ加フ連辛ヲ　加フ果苓ヲ治ス齲齒痛ヲ
一方
口舌モ亦タ可シ　羌獨防辛發荊
升麻葛根湯　或ハ加フ果苓ヲ
○咽喉
甘桔湯
擇ミ加フ防升危蒡礬苓ノ之類ヲ急症ニハ加フ鰻皂礬ヲ
葛根湯

加鼈蓍最佳

家方排毒劑

有風邪者加芎果桂苓之類有喉痺成熟

路者加柴苓桔果芎升之類以桔爪傷之

最佳凡果桔甘芎知貝連葛柴芎辛羔防

甘藥之類宜擇用

○小便閉

十棗湯或神祐丸　導水丸　猪苓湯

一方苿　通　茯　沉　滑

一方牽　通　將　枳　桂

一方 通大 滑 桂中 朮中 附小 將

硫黃湯 熨方

灸丹田腰眼

○大便閉 秘結

大承氣湯 小承氣湯

麻仁丸 備急圓 神祐丸或散

蜜導 灸腰眼

○癰疽腸癰

示方非毒劑 或加藥

黄耆建中湯
或加歸芎或加附並治腸癰
大黄牡丹皮湯
蔆附湯　蔆姜湯
一自古内托多用芷今人惡芷氣故不用
補中益氣湯　桃仁承氣湯
一方
薏附芎將桃甘
一方　或加桂
薏耆芎歸附甘
右四方主腸癰
食療　雞卵　反鼻

○疔
家方排毒劑　加櫻皮
一方
蕘　蔞　將　桔　升　芎
○瘰癧結核
家方順氣劑
擇加果　芩　薏　貝　桔
家方排毒劑　家方解毒劑
食療　果蠃餅
温泉

一本無苹蘞

一本無苹

○金瘡破傷風

家方排毒劑　加ニ蔞蔆ヲ

一方　或ハ升芎桂蔆蒼朮歸苓

一方　苹蘞桂芎歸甘

○打撲

一方　日久キ者ハ加フ附ヲ

苹糞芎桂中將小丁甘火

温泉

硫黃湯

婦人科

〇經閉 血塊

家方順氣劑

擇加芎歸桃紅芍莪桂附之類

當歸建中湯

婦人血枯經閉或腹痛者或逆經吐血不止加蓬苓果

桃仁承氣湯

或去芒婦人壯盛經閉者當專攻之及

血塊宜此湯

抵當湯

主治大柴同上或為丸用

大黄甘遂湯

婦人小腹滿如鼓脹小便難而不渇者此為水與血結在血室也

辣茄丸

一方 土 芎 桂 䗪

家方解毒劑

加桂芎歸 下物與氣甚者必因結毒也

此劑主之

灸 食療 溫泉

○姙娠

家方順氣劑
加減主疏氣撲加橘蘇木之類或浮腫者
加腹葵果苓朮枳安胎之主藥也若胎動
則須加減用此四味姙中雜病當隨症施
治有故無損雖大黃芒硝之快藥夫何畏
之有

當歸芍藥湯
姙娠腹中疞痛者

乾姜人蔘半夏丸
姙娠嘔吐不止者

葵子茯苓湯
姙娠有水氣身重小便不利洒淅惡寒起

則頭眩者

○惡阻

黑丸子　順氣丸

灸

惡藥氣者勿強用煎湯久咳有熱欲成勞症者灸數萬壯必勿忌灸

○姙欬

一方

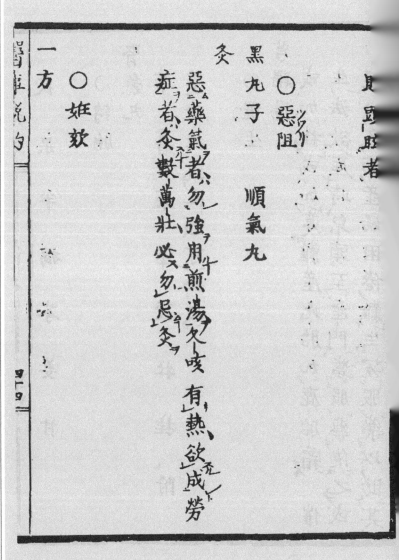

茯果半橘芩姜甘

○轉胞

腎氣丸

芐藷柴澤茯牡桂附

蔓附桂沉之類可換用

○催生

芎歸湯

或加桂或加蔓難產死胎加鹿胎霜催

生法欲產時兒頭至產門當服藥催之或

[illegible][illegible][illegible]而產婦困倦難生急服藥以助其

氣力令兒速生

冬葵子湯　或海藏

破水過早產道乾者外臺秘要云冬葵子散治姙娠胎動不安

葵此桑茯芎歸姜葱

一本有蔘姜湯氣乏努力不足者兼用十二字

○死胎

芎歸湯

加葵或元氣衰者加蔘附榛捷及芙葵通滑恐之類須擇用胞衣不下亦同若胞衣不下則要使產婦心懷安泰矣縱淹延數日不下亦無害也臨事愴惶穩婆妄用手

法由是多致損、可勝歎哉、

熊膽 鹿胎霜

○產後 小產治同本產

鹿胎霜

芎歸湯

擇加桂芍棲木或茈芩危蘗

獨蔘湯

產後血暈不省人事者、氣急熱煩者、加童便、

蔘附湯 四肢厥冷氣弱者、

小柴胡湯

在草蓐、自發露得風、四肢痛、若煩熱頭痛

附一作防

者並主產後吐不能食

竹葉湯

產後傷風寒發熱面赤喘而頭痛者

竹 葛 附 桔 薑 甘

當歸建中湯

或加薑 產後虛羸不足腹中刺痛不止

呼吸少氣或少腹中急攣痛引腰背不能

飲食或崩傷內衄不止加芐膠若無歸以

芎代之無姜則以薑代之

薑半湯 嘔家用之

薑 半 甘

一方

茯 半 枳 朮 姜

枳實芍藥湯 腹痛不止者、並治經水不利、

枳 芍

一方

下瘀血、將 桃 䗪

大承氣湯

產後七八日、無表症、少腹堅痛、是惡露不盡也、大便乾燥、發熱、日晡所煩燥者、不食或譫語至夜則止

白虎湯

加減芩歸芎芍桂之類、 產後發狂、

涼膈散

主治同上。去桔加竹

將　芒　危　苓　堯　菝　竹葉　甘

熊膽　鹿胎霜

薰醋法

姙娠家當預備釅醋炭火。凡血暈不省人事者，盛釅醋於器中，投炭火，使醋氣薰蒸入鼻内，則蘇。

通乳方

桔　果大　蘇中　藿小　甘　干瓢戔

一方

果　桔　通　枳　藿　茯　甘

回乳方

神麴二錢　研酒服

一方

麥芽二兩　為末每服五錢白湯送下甚良

小兒科

○臍風撮口

熊膽

一方

將　芩　連

小兒初生一七日內被風忽爲臍風撮口

熱[illegible]均十無一活坐視其斃良可憫也

古法曰兒齒齦上有小胞子如粟米狀以溫水蘸熟帛裹手指輕輕擦破即口開便安不用服藥未知然否記以備後考此二方予有試效故記

〇口瘡重舌

小兒夜啼欲飲乳若口唇到乳上即啼而不乳者急取燈照口若無瘡舌上必腫也重舌者舌下腫突其狀如又加一舌故謂之重舌非真兩舌也

一方

羔　桔　甘

家方五香湯

藿　木　丁　乳　沈　將

一方

芩　連　甘

熊膽　甘草

○夜啼客忤

小兒夜啼不止者、必有癖也、客忤者、見生人氣、忤犯而啼也、

熊膽　叅　甘草

○急驚

半夏湯

加蚕蝎竹 主牙關緊急、壯熱延潮、上視反張、搐搦頭動

家方排毒劑

或加蚕蝎 自風邪發驚者、先與此湯

一方

羔將芩連朮草

熊膽

昏悶不醒、口禁者、急開口灌下

黑丸子

灸

腹部 章門 涌泉 徹腹

證甚矣出聲者灸至發聲

（一）慢驚

建中湯

加蔘附、四肢微冷口鼻氣微、手足瘈瘲

腹掣痛者、

附子理中湯

朮附湯

朮附甘

四君子湯

慢驚雖難治之症，而預備此四劑，隨症加

減用之，或有兼用熊膽及灸，而間得治者

熊膽　黒丸子　灸

○痟癖

六味丸

大便秘結小便渾濁解顱並主年長不能

言不能行者

芐　薯　茱　澤　茯　牡

熊膽　黒丸子

膽連丸

皮黄肌痩髪直尿白肚大青筋好食泥炭

茶米之類或便祕有時瀉腹內積塊諸蟲作痛

食療

鰻鱺魚　山蛤　鼠肉　臭梧桐蟲　鱻

灸

調理乖違飲食失節甘肥過度又久吐久瀉久汗久虛久欬下血久瘡之後皆成疳其症面色痿黃眼胞微腫作渴四肢消瘦腹肚脹大行步不能頗能飲食作渴或發熱等症無不灸須兼用食療熊膽黑丸子蟾連丸殺蟲藥

○痘瘡

絲瓜湯

無論痘與非痘嬰兒身熱呵欠煩悶睡中驚悸噴嚏眼目澁鼻氣粗手足酸軟即泣與此湯若有雜症隨症加減凡輕症順候自初發熱至結痂不須易劑或不與藥亦可也身熱甚腹脹喘加麻杏木驚搐時發兼用熊膽嘔家加半煩渴加果麥溺短澁加茯通茱腹秘結加歸芎朴枳二三日後痘痒症定則加歸血熱多則加堯紅花結喘滿壯熱煩躁面目浮腫脣燥舌皆甚則身

將一本作危

反惡寒四肢厥冷加將紫譫語狂亂加羔
知咽喉痛加倍桔梗加旁瀉血加犀危苓便
血加桃連苓款嗽加果杏味傷食嘔吐酸
臭加半藿益木麥之類泄瀉加茯朮腰痛
加獨腹痛加桂倍芍元氣虛濕便瀉者漫
蒼朮木之類斟酌加減表實者勿加蒼有
汗加蒼痘出後三四日當出齊如出不快
加桂芷溺澁加茯見黑頭焦而色紫者血
毒熾也加紫茜堯羔滑辰之類舌苔加連
苓危蘗便秘舌黃苔加將大都治宜當先
詳辨虛實而後議治一見黑色白不紅不
[illegible]便作泉台白而無神唇舌淡白或吐或

泄[illegible]腹或自汗肢冷、神氣虛弱、表裏皆虛也、治從虛例、若白起皚光、唇舌赤紅、非虛也、三日後、當漸變紅紫、倘作虛而治之、誤人不淺淺矣、出兩日而大便秘、舌無苔、乃血熱也、非毒壅也、宜清解、點見身熱毒、昧盡也、但所感不同、有寒氣外鬱者、有熱毒內鬱者、兩者俱散之、內鬱黃苔下之、至色漸焦紫、隱隱不出、而身熱壯甚、或肌肉腫亮、再大發之、堯蒡麻紫附蚕蝎甲蟬之類、擇用隊伍、五六日、候當起脹、如起不快、或皮薄易破、色不紅活、真虛證也、加蔘耆芷桂乳酒、七八日、乃灌膿時也、如停漿不灌、血色淡白或灌清水倍加蔆著芷桂酒乳寒戰泄瀉灰白癢塌皆不能免一見此證用加減異功散隨症進退若膿色一足唇舌轉紅又惟照本方酙酌加減加茯苓以助收斂耳不可拘泥溫補也凡虛症而反見腹脹喘急便秘而渴咽痛煩躁皆病淺藥深之過也九日十日結靨之時也虛症用蔆著朮茯丁香桂血熱用芩連堯解毒虛與實視唇舌紅不辨之虛熱渴飲無休加果麥味匆利小便瀉下甚者難治半靨半不靨而作瀉者不必慮非實膿時之比也朮茯苓之功息游劑誤用作痢也當

夫之時悩熱下利者用芩連朮勿誤認為瀉下治之十二三日有形如火燒煙薰者死生難決若聲清能食睡臥安爬破淋漓神氣清爽者生反之者死又當辨虛實治之脣舌潔淨溫補兼清解之脣燥舌苔便秘瀉單解之凡當醫時而流漿不止加朮茯或腐爛而和皮脫去者倒醫也加蔓菁丁桂主之結痂後餘毒結癰咽喉腫痛口舌生瘡或目赤腫痛者瀉審虛實擇用排毒解毒之劑

絲　升　芎　桔　甘

家方排毒劑

或加桂芍　主痘初熱頭痛腰痛甚者並治痘後餘毒傷風寒

白虎湯

主痘純紅臉赤而眼紅口氣熱唇口腫痛煩躁悶亂循衣摸床小便赤大便祕身如火發斑譫語實熱等症並治口氣臭

桂枝白虎湯

治痘欲出未出腹脹喘滿目怒面浮毛直皮枯蒸蒸煩翕翕熱壅遏內攻者

人蔘白虎湯

或加紫紅　自發熱至起脹時有熱症譫語狂亂者皆可與之

黄連解毒湯

或加升危連芩柴　主痘毒多唇燥舌苔

或血熱熾為斑或青紫者清熱涼血

凉膈散

凡升散之後四五日之間猶有煩躁悶亂

作渴不食唇腫腹脹或大便秘澁或瀉青

黄水外則乾枯焦紫者四五日以上用之

可下六日以下當行補托也　咬牙加連

羔毒壅加甲麻

調胃承氣湯

或加半　主内實便秘者凡内熱不便者

外必乾枯焦紫或無燥糞則不然勿用之

獨聖散

主痘四五日偏身紅紫黑陷者紫草湯送

下

甲　麝　蝟

奪命散

痘乾紅紫黑煩躁悶亂便秘驚悸者量兒

之强弱與之白虎湯送下微利為度

紫　將　甘

芎歸湯

痘灰白色根窠不紅不光澤

芎　歸　芎　紅　紫

外無鬱滯內無壅陷毒盡熱清但氣虛不
發者若七八日上毒快解者鬱滯而無膿
者加連翹
蓍 蓡
黃蓍建中湯
或加背蓡乾枯不潤血枯不發
加減異功散
或加蔻訶丁糯凡痘至八九日見虛寒症
即可與服之
茯 蓡 术 歸 桂 附 木 甘
蓡附湯
治虛證肢厥並寒戰咬牙及四肢不起脹

者ㇾ

理中湯

主ル胃虛瀉下シ或ハ喫シ生冷水ヲ伏成リ脹ト或ハ倒靨スル者ヲ瀉甚キハ加フ訶蔻ヲ

托裏發表湯

主ル風寒外襲或ハ倒靨スル者ヲ

蔓　附　麻　桂　木　甘

加減消毒飲

或ハ加フ芷枳朴ヲ　主ル虛而結靨スル者ヲ自利加フ朮附ヲ便秘加フ將ヲ

歸　芎　桂　桔　蓍　蔓　甘

減連翹飲

又加荆蟬連梔柴滑主痘後一切癰毒實症腹膨加腹

歸翹芎柴芩通蒡甘

加減潤燥湯

或加蟬柴芩將治痘後咽喉腫痛或口舌生瘡或目赤腫痛者

歸堯芎連梔果通薄竹甘

敗草散

痘抓破作爛不乾者以此掩之經年蓋屋草不拘多少燒脆為末摻上

松花散

痘爛者松花粉撲之

薰潑法

茜芨荆共為末以紙撚條點火薰之

一方　荆霜摻之

○麻疹　水痘

家方排毒劑

或加桂芎　麻忌內實只宜解散初發熱

咳嗽噴嚏鼻流清涕眼胞腫淚汪汪面浮

腫腮赤咽痛惡心乾嘔泛逆風寒表散則

腠理開暢而麻毒易出也　加減法有嘔

[illegible]回食痛倍桔加旁欬嗽加果芩杏

發表難出者倍升加麻黄蟬便秘煩熱甚而難出者用將微利之或大柴胡湯下之虚人加蔓須審虚實而施治也

小柴胡湯

或芎歸芎連芪紅黄堯隨症加減發熱汗出者此毒從汗散有鼻衄者此毒從血解但不可遽止若汗多血不止者須加減此方治之疹後餘熱口渇咳嗽不止兼血症者加果知膠艾不早治後必為骨蒸勞瘵兼用灼艾最可

白虎湯

或加浸桂 色紫赤乾燥暗晦者毒熾也

發熱煩躁譫語驚悸煩渴者此湯主之

竹葉石膏湯

疹退後見熱短氣煩躁或譫語或喘嗽或嘔吐或煩渴者疹毒內逼毒氣上行者為嘔吐煩渴喘嗽等數症迯此湯主之

家方順氣劑

或加連通升澤芍毒氣下行則自利不必慮毒從利解須與此劑加減毒甚則裏急後重而為痢倒加芍芩連通藁實者加將虛者以淡薑湯送下香連丸

甘桔湯

因喉嚨痛不能食或加燕芩腫壅水漿不

下咀嚼者加龍蓍皂並治餘毒結癰口瘡

凡大人孕婦須深用意臨機應變斟酌施治。孕婦者恐毒蒸胎多受傷。雖然壯強則無恙也。夫痘互內實胎落母亡。疹互內虛胎去母存。此説殊瑩。

家方排毒劑

主一切水痘。隨症加減。若無重証。須參考瘄疹方而施治也。

附録

○丸散方並經驗方

黑丸子 古方無衣

合歡五錢 沈香一錢 木香二錢 黃連四錢

熊膽三錢

又方 今方熊膽為衣

莪朮五錢 合歡四錢 黃連三錢 木香二錢

熊膽三錢、一錢半為衣

一方

合歡五錢 莪朮三錢 蘗皮二錢 胡黃連二錢

木香一錢 熊膽三錢

大香連丸

黃連六錢 木香一錢五分 水丸

將[illegible] 牽[illegible]各四錢 甘遂 大戟 芫花各二錢

通滯丸 莪朮 侯莎各三錢 將軍一錢五分

平心丸 青礞石三錢 沉二錢五分 苓 將各四錢

三黃丸 將 連 苓各等分

順氣丸 莪 莎各三錢 朮二錢 乾姜一錢 木五錢

莪朮丸 莪 莎各三錢

五靈脂丸 五靈脂 玄胡索各等分

調中散
茯四錢 芎五錢 莪四錢 朴 朮 藿 艮各三錢
木各二錢 椒 丁各一錢 甘三分
治中散
朮十錢 甘三錢 薯六錢 薐五錢
備急圓 將 薐 巴
蟾連丸 蟾 連各等分
奇應丸
熊膽三錢 淺 沉各四錢 麝一錢 金箔
麻仁丸 方見傷寒門
生津丹 莎 茯 薐 蜜丸
……代黑丸

新合歡七錢檗皮三錢胡連二錢

白礬丸 一方加鉄粉神麴

朮四錢朴橘各二錢半甘一錢半綠礬十錢五分

屠蘇散 或加茴蓰赤豆

朮 桂枝中 栟小

鯉魚湯方 鯉魚自七八寸至一尺二 昆布一尺五寸

右水一升二合先煮昆布取六合去昆布

内鯉魚煮取三合温服惡苦味者去腸膽

惡腥者或加柚或栟茱

藥湯方 硫黃三斤 鹽三升 酒一升

右水四斗五升攪煮釜中減一分為度或

加糯米穀一二斗

藥酒方

酒一升　雞卵五枚　砂糖十錢　桂枝二錢

林二錢

右浸酒十五日成而服之桂枝須盛囊

家方排毒劑

或加茈苓其形如火燒而腫痛者名曰

火灼瘡此方主之

狗咬毒

近年天下狗瘦若咬人則死灸為第一

上策其次用白虎湯承氣湯之類亦佳

鵝掌瘡方　馬醉木十錢　附子一錢

右[illegible]一升煎取五合洗

治脛臭方　銅綠青大　木香少

右二味極末，湯洗脛下淨之。凡壯者可用，虛人不宜。

治丹毒方

赤小豆末　雞卵　右煉蜜合點之

治漆瘡　蔞蒂　一品　煎洗

遺尿失禁　灸腰眼或十九，愈可也。

逆挽湯

痢病泄瀉之主也。先與此方可試虛實。

蒼一錢唐或和錢　睢一錢　茯八分　蔆八分　殼唐五分

姜二錢　甘一分　蔓六分虛者倍之　加減方裏

急後重甚者，加賓木倍蔆。風證者，加酒製

芍ノ倍ス桂ヲ

白頭翁湯

翁二兩　連　蘗　皺各三兩

柴胡抑肝湯

茈二分半　芍　橘　牡各一分半　朮　莎　卮

蘇　甘各一分　曲八分　芎七分　尭五分　芣五分

生地黃丸

茈　芃　芩各半兩　芣　葯各二兩

千金細辛散　治ス胸痹達シ背ニ痛ミ短氣スル方

辛　甘各一兩　枳　姜　果實　栝　朮各三兩

桂心　茯各五兩

右等分為散酒服方寸匕

千金翼老君神明白散

附 术 各二兩 桔 辛 各一兩 烏頭 四兩

右擣篩，絳囊盛帶之，所居閭里皆無病。有後疫病者，溫酒服方寸匕，覆取汗，得吐則差。若三四日者，以方寸匕內五升水，煎合大沸，分三服。

醫彙說約終

江戸本石町十軒店萬笈堂英平吉板行醫書目錄

金匱要略輯義　全十冊　大本

東都醫官桂山多紀先生歷朝諸家ノ說ヲ集メ及千金外臺等ノ書ニ引トコロマデノ異同ヲ考校シ且先生ノ按ヲ各條ノ下ニ附ス金匱ノ諸說コノ書ニモルヽ事ナシ實ニ註家ノ大成之

古方丸散方　全一冊　小本

東洞吉益先生著ス所之此書往年田信菴先生校正上木ス是歲マタ東洞家ノ分量考ヲ附シ重訂補刻ス

方機　丸散兼用　全一冊　小本

コノ書ハ東洞先生作ニテ金匱傷寒ノ方ニ機變妙用アルヿヲ記

東洞翁常用ノ方之臨病ノ機變コノ書ニツキタリ且丸散兼

用方書之

一本堂醫事説約　全二冊　小本

コノ書ハ香川先生常ニ坐右ニ於テ驗セシ方ヲ集録ス往ニ藥選行餘醫言等ノ書既ニ行ルヽトイヘトモ藥論病論ノミニテ方ヲカツ今コノ書ヲ合テ全備タリ香川家ノ四劑ヨリ始メ先生ノ定方漏くヿナシ

上池秘錄　小本一冊　西川國華先生輯

同續編　同一冊　同作

同三編　同一冊　同作

同四編　同一冊　同作

コノ書ハ古今丸散ノ方ヲ集ム先大人家ニハ奇應丸一粒金丹[illegible]人家ニハ[illegible]湯安中散小兒家ニハ萬金丹　龍角圓

家ニハ常置備急圓ノ類ヨリ始メ各家ヲ部類シテ
且諸家經驗ノ奇方ヲ巻末ニ附ス

外科上池秘録　小本一冊　同作

此書ハ外科ニ用ル所ノ丸散并ニ膏藥ノ方ヲ集ム外科方
書最第一也

傷寒方　二冊小本　東都医官　多紀法眼閲　中澤養亭作

此書ハ傷寒發病ノ初日ヨリ五日迄又五日ヨリ十二日迄ト初メヨリ
廿日餘リノ間ヲ分ケ藥方ヲ著シ其間ニハ或ハ下剤後發汗
後ナド色々ノ證ヲ著シ各條ノ下ニ藥方ヲ著ス附録ニハ山田
正珍先生ノ温疫辨又ハ辟瘟方ナド委ク出ス傷寒ノ方此
書ニモル、コトナシ

救急選方　二冊小本

必録

東都醫官多紀先生輯ムル所也先生ノ博覽廣才世ノ知トコロニ此書古今ノ医籍中ヨリ救急ノ奇方輯ム實ニ先生ニアラズシテ此書ヲ作ル事能ハズ四方ノ医家必ズ薬篭中ニカクベカラズ

醫案醫話類

醫事説約

〔日〕香川秀菴　撰　本石町（江户）萬笈堂　文化五年刻本（新刻序在後）

一本堂家方

香川先生撰

醫事説約

鴨好文軒
英蕭笈堂
丹川泰山堂

賜谷良卿先生閲

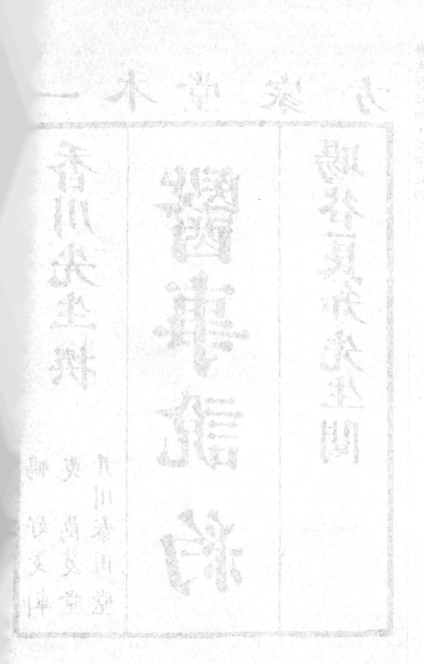

醫事說約序

醫之為醫古之與今均之皆不學無術也哉而木邦醫家愈益甚斐所深懸也是故耻為醫雖然世醫也至於斐之身而反之不可思之又思卧不安席食不可味癸亥之歲聞脩菴先生以一本之道倡乎平安與曰壺歸乎衆千里負擔列弟子籍於是乎出於幽谷遷于喬木人或有非先生稱儒醫者斐曰何其傷也服堯之服誦堯之言行堯之行是堯而已矣先生之祖述語孟憲章孔孟而成一家言而服儒服是非儒醫何也與夫不學無術之醫黑白冰炭豈可同日而論哉斐雖不

敏、親炙有日、僅得窺其一斑、今年孟夏閱禮菴先生醫事說約、轉寫日久、豕亥不少矣、斐乃與池子刪其不正以歸乎正、嗚呼先生活人手段、盡於此書矣、何其盡也、孟子以梓匠輪輿能與人規矩、不能使人巧、惟先生亦然、著述是書、使門人小子知治體如此耳、巧則在其人矣、勿膠柱而鼓瑟也、先生之所命也、讀者鑒之、

延享元年甲子仲冬朔豐州森都菅斐希文拜書於一本堂

大哉一本之道也、彼沉沉于五行配當之說者、誰能知之、其居常所施之術救人於短期之間、盧扁之所不敢當也、而天下之七、懷痾來者雲合霧集魚鱗雜襲飄至風起、大哉一本之道也、往昔禮菴先生撰醫事說約、而此書也固無意於致之遠、備之一不朽之具、但欲使門人小子便治療之方也、惜哉本書既堙滅、其謨落于坊間者、摭以吐五里霧於是乎、人各欲復其初者無一盡力者吁其不盡力乎、又將力之不及乎今茲甲子之夏、菅池、二子合力正之、遂以鄽如也當今有志于此

道者由于此書謦控則伯樂在其身焉耳而欲得此書者引領凝凝不但吾黨天下皆然誠南海之珍出疆而後珍况於此乎

延享甲子仲冬既望阿波 宮成鳳韶選

新刻醫事說約序

本邦正德年間、香川秀菴先生以醫名于京師、醫家至謂先生為太山北斗、先生信京醫之最高手也哉、其所著藥選行餘醫言行世、而藥論病因中天、但未見其集方、頗為遺憾矣、頃者書肆平吉刻禮菴所輯醫事說約成、請序于余、余取而讀之、即先生日用之方、始自湯液丸散、終于餌食酒醪、殆如一編食次冊、六味八珍並陳于其中、則先生和劑之妙、所謂劑如羹之和者耶、後之染指于先生之鼎、者、必嘗味而旨之、亦必帳秘是書、以臨病人、其應見症、可辛甘、可酸苦、不過為一披閱之勞、而瞭然在目、此禮菴纂輯之功、誠不淺小矣、惟未梓行為小缺陷耳、今也平吉、得古寫本之正且善者、精挍再三、梓而行于世、其功不在禮菴之下、四方醫家、必且嘉尚之、是為序、

文化五年戊辰七月

江戶　鈴木維正良知甫　序

德洲　武田信任書

一斯書本以寫本行，帝虎烏焉之謬不一而足矣。此以古寫本尤善者為藍本，更集數本為釐正，衍字者刪之，脫文者補之，兩可難裁者附註其下，不敢一毫苟且，賜覽君子應自知之。

一菅宮二子不善文辭，故其序率語意不通，本應從刪，然微二子之序，何以知禮菴先生所以纂輯是書之意，故姑依舊存之。

一書中藥名率從省略，急遽之際，多有迷謬者焉。今詳其中一字茯者，茯苓也，亦作苓；朴者厚朴也，亦作厚，而樸樕亦曰樸，與朴同音而易混、枳者枳實也、亦作實、亦作殼、姜者生姜也、亦混干姜、一本乾姜从干傍姜、作倭字、今从之、大者大黃也、亦作虎、亦作將、芒者芒硝也、亦作硝、陳者陳皮也、亦作橘、瓜者栝樓人也、亦从木邊舌、作栝字、而瓜子人亦曰瓜、易混而叵別、諸如此類、不可勝擧、世之大小方、率正諸、

一斯書刻為巾箱小字本者、要其易提攜也、當今醫家藥籠中、必貯方彙方選方極類聚方筭、未及是書、誠為闕典、斯書發兌之日、大方購焉、貯于篋中、以供異日疢疾之

家方四劑

痔漏 脫肛　諸失血 吐血、咳血、衄血、下血、溺血、　小便閉

眼目、耳、鼻、口、舌、牙齒、咽喉、

大便閉 祕結　癰疽 腸癰　疔

瘰癧 結核　金瘡 破傷風　打撲

婦人門

經閉 血塊　血崩　帶下

妊娠　惡阻　妊咳

轉胞　催生　死胎

小兒門

臍風　撮口　口瘡　重舌　夜啼　客忤

急驚　慢驚　疳癖　痘瘡　痲疹　水痘

家方四劑

順氣劑

茯大 半 殼或武陳 厚中 草少 姜三分五分 武

右以水二合煮取一合分溫二服不堪多服者三四服以茯苓半夏湯為辛方之主吾門以順氣為治療第一義順氣若承氣也蓋取於仲景承氣湯意也苟能識得此方臨機應變以活用之則處劑治病可運於掌上矣

加減法風邪加羌芎升瘡加柴芩羌升痢加芎將後或加賔連木隨症出入一切痞不思湯藥者加莪木稜咽痛加桔凡疫邪不可久升痂積痛加桂芎索烏附菜類泄瀉去売厚加朮稜木滯食傷食加雀木益吐瀉後厥冷加稜附咳嗽加果稜芩味喘加卜杏為主或莪稜莪果瀝隨症進退一應輕症宜用此方消息

解毒劑

茯　通　恐大　芎　大中　甘小

右水二升合煮取一合分温二服勝藥氣者

……錢則水四合煮取二合

痺一作癖

頭用坩十錢則水八合、煮取四合、惡湯、稠
者、六合煮取三合、一升煮取五合、亦可也、
若用大劑、水率須準其方、大小黴瘡家一
切必用之要劑、療黴瘡便毒下疳結毒發
漏筋骨疼痛、諸壞症及癬膁瘡諸惡瘡膿
淋、加減法、狀樸茟將滕升隨症出入、弱人
或泄瀉家胃虛者、方中將代枳、胃實大便
祕結、或骨痛甚者、須用將咽喉痛喉痺加
桔、膿淋或有水氣加苿、有水銀輕粉毒、狀
最可也、藥選狀條下辨正可參考、

排毒劑

茯 獨大 桔 芎中 枳 柴小 或代升

甘小姜三分或五分

右水二合、煮取一合、分温二服、勝藥氣者、至頻服、治痛痺風毒瘟疫類、一切眼疾、咽喉痛、一切瘡腫疥癬加減法、痛痺防通恐桂附隨症出入、足痛加膝、骨節痛甚加將、咽喉痛桔為主、眼疾血多加巵蘖菊類、痛甚加將羔、風眼加倍升、結毒眼加將、

潤涼劑

茯果大苓知膠中甘小

姜三分或五分

右水二合、煮取一合、分温二服、或三服、療

……勞瘵泄、用湯藥為灸助

[illegible]止方消息加減法吐血加茨艾無
茭代百下血加朮葠或歸芎芍桂隨症進
退勞欬潮熱往來加柴嘔加半姜自汗盜
汗加牡蠣減芩知加朮金瘡產後諸失血
非此方所主也

○傷風寒

桂枝加減方

風邪輕症脈浮數頭痛惡風發熱或鼻涕
出者

桂　芍　半　升　陳　甘

家方順氣劑

夏月加薷

一本 濕桔

又方

兼温疫或咽痛者

桂 芎 半 桔 升 甘

家方排毒劑

風濕兼中通身重痛或咽痛者

桂枝湯

脈浮發熱汗出惡風鼻鳴乾嘔者加半

桂 芎 甘 姜

葛根湯

項背強几几無汗惡風或自下利者嘔加

半

麻黃湯

脈浮弦、頭痛發熱、身痛、腰痛、骨節疼痛、惡風、無汗而喘者、

麻　桂　杏　甘　姜

大青龍湯

脈浮緊、發熱惡寒、身疼痛、汗不出而煩躁者、取微似汗、汗出多者、溫粉撲之、（明理論溫粉方、朮芷藁芎、以上四味等分、細末一兩、米粉三兩、不入藁亦可也、又方、牡蠣一味撲之可也、）

麻　桂　甘　杏　羔　姜　棗

小青龍湯

表不解、心下有水氣、乾嘔發熱而咳、或利、

或噎或小便不利小腹滿或喘者、

麻　芍　味　桂　半　辛　甘　薑

加減法、渴者去半加果、微利者去麻加蕘

噎者去麻加附、小便不利小腹滿者去麻

加茯、喘者去麻加杏

厚朴生姜甘草半夏人參湯

發汗後、腹脹滿者、

茯苓四逆湯

發汗若下之病仍不解煩躁者

茯　蓡　薑　附　甘　一

加減益氣劑

[illegible]、[illegible]、面赤惡熱、或下利　二

往舌上有苔或無苔而赤不欲飲食喜熱飲食難進重者不寐間有譫語妄言眼目赤如是者加附加倍蔘腹滿者去芪近年時疫多有此症麻黄桂枝駿發無効茈胡白虎亦不能解重者七八日斃症不甚者荏苒引日終至于死束手受敗播磨同志試用此劑得効云不顧他証只管與數十貼稍知期十四五日予亦試用間得効故記以備後考

蒼　蔘　朮　歸　橘

五苓湯

發汗後大汗出胃中乾煩躁不得眠欲得

飲水者少少與飲之令胃氣和則愈若脈
浮小便不利微熱消渴者
猪　澤　茯　桂　朮
茯苓甘草湯
汗出渴者五苓湯主之不渴者與此湯
茯　桂　甘　姜
猪苓湯
汗出多而渴者不可與脈浮發熱渴欲飲
水小便不利者
猪　茯　膠　滑　澤
梔子豉湯
發汗吐下後虛煩不得眠若劇者必反覆

顛倒心中懊憹或煩熱胸中窒者、

巵豉

小柴胡湯

傷寒中風五六日、往來寒熱、胸脇苦滿、默默不欲飲食、心煩喜嘔、或胸中煩、而不嘔、或渴、或腹中痛、或脇下痞鞕、或心下悸、或小便不利、或不渴身有微熱、或欬者、此湯主之、凡用柴胡湯、但見一二症、便是不必悉具、加減法、若胸中煩、而不嘔、去半加果實、渴者、去半加倍蔞加果、腹中痛者、去芩加芍、脇下痞鞕、去棗加蛎、心下悸、小便不利者、去芩加茯、不渴外有微熱者、去蔞加桂、

欬者去蔓姜加味後

柴苓蔓半甘姜

大柴胡湯

十餘日反二三下之後四五日柴胡症仍在者先與小柴胡湯嘔不止心下急鬱鬱微煩者為未解也與大柴胡湯下之則愈

茈芩芍半枳姜一方加將

建中湯

脈澁弦法當腹中急痛者或心中悸而煩者嘔家難用以甜故也

桂芍甘姜飴

熱結膀胱其人如狂血自下下者愈其外
不解者尚未可攻當先解外外解已但小
腹急結者乃可攻之

桃 桂 將 芒 甘

抵當湯

傷寒六七日表症仍在脈微而沈反不結
胸其人發狂者以熱在下焦少腹當鞕滿
小便自利者下血則愈所以然者瘀熱在
裡故也喜忘者必有畜血所以然者本
有久瘀血故令喜忘屎雖鞕大便反易其
色必黑身黃脈沈結少腹鞕小便不利者
爲無血也小便自利其人如狂者血證諦

也、

蛭　蝱　桃　將

大陷胸湯

脈遲、膈內拒痛、胃中空虛、客氣動胸膈、短氣煩躁、心中懊憹、陽氣內陷、心下因鞕、則爲結胸、　傷寒六七日、結胸熱內實、脈沈而緊、心下痛、按之如石鞕者、結胸無大熱者、此爲水結在胸脇也、但頭微汗出者、重發汗、而復下之、不大便五六日、舌上燥而渴、日晡所小有潮熱、從心下至小腹鞕滿而痛、不可近者、　脈浮大者、不可下、

下利嘔逆表解者乃可攻之其人漐漐汗
出發作有時頭痛心下痞鞕滿引脇下痛
乾嘔短氣汗出不惡寒者此表解裏未和
也

芫　遂　戟　棗　・

小陷胸湯

結胸病正在心下按之則痛脉浮滑者

連　半　果

半夏瀉心湯

心下鞕痛者此爲結胸也大陷胸湯主之

但滿不痛宜此湯　心下鞕下利不止水

發不下其人心煩者
半 芩 蔘 蔓 連 甘

大黃瀉心湯
心下痞按之濡脈浮者
大黃 黃連

生姜瀉心湯
傷寒汗出解之後胃中不和心下痞鞕乾
噫食臭脇下有水氣腹中雷鳴下利者
姜 半 蔓 蔘 連 甘 芩

附子瀉心湯
心下痞而復惡寒汗出者

下利日數十行穀不化腹中雷鳴心下痞
鞕而滿乾嘔心煩不得安醫見心下痞謂
病不盡復下之其痞益甚此非結熱但以
胃中空虛客氣上逆故使鞕也

芩　連　姜　半　甘

赤石脂禹餘糧湯

傷寒服湯藥下利不止心下痞鞕服瀉心
湯已復以他藥下之利不止醫以理中與
之利益甚理中者理中焦此利在下焦此
湯主之

赤一糧 若無糧則土器一味細末篩糊丸代為餘糧湯

白虎湯

傷寒脈浮滑表裏有熱或舌上乾燥譫語渴欲飲冷水者

知　甘　米　羔　姜

人參白虎湯

傷寒吐下後七八日不解熱結在裏表裏倶熱時時悪風大渴舌上乾燥而煩欲飲水數升渴無表症者

知　米　羔　蔘　甘　姜

小承氣湯

多汗以津液外出胃中燥大便必鞕鞕則[illegible]譫語止更勿復服譫語發潮

熱而汗出者此大便必鞕也
傷寒若吐若下後不解不大便五六日至十餘日日晡所發潮熱不惡寒獨語如見鬼狀若劇者發則不識人循衣摸牀惕而不安微喘直視脈弦者生濇者死微者但發熱譫語者與之若一服利止後服心中懊憹而煩胃中有燥屎者可攻腹微滿初頭鞕後必溏者不可攻之不大便五六日繞臍痛躁煩發作有時者此有燥屎也

將　朴　枳　芒

調胃承氣湯

發汗後胃中不和譫語者十餘日不解大

便鞕者，熱譫語者

將　甘　芒

蜜煎導

蜜一味，入銅器中，微火煎之，稍凝似飴狀，投水中，以鞕為度，攪之，勿令焦著，欲可丸，併手捻作挺，令頭銳，大如指，長二寸許，當熱時急作，冷則硬，以內穀道中，小便自利，欲大便者，雖鞕不可攻，蜜煎導通之。

麻仁丸　蜜丸

大便秘結與之

將　朴　枳

頭汗出身無汗劑頭而還小便不利渴引
水漿者此爲瘀熱在裏身必發黃傷寒
七八日身黃如橘子色小便不利腹微滿
者
茵　卮　將
卮子蘗皮湯
傷寒身黃發熱者
卮　蘗　甘
附子湯
仲景所謂少陰病脈微細但欲寐者口
中和背惡寒者　身體痛手足寒骨節痛

脈沉者、

附 茯 蔓 术 此

眞武湯

仲景所謂、少陰病、二三日不已至四五日、腹痛、小便不利、四肢沉重疼痛、自下利者、此爲有水氣、其人或欬、或小便利、或嘔者、

茯 芍 术 附 姜

加減法、欬者、加味辛、小便利者、去茯下、利去芍加乾姜、嘔者去附加倍姜、

白通湯

仲景所謂、少陰病、下利脈微者、

仲景所謂、少陰病、二三日、咽痛、

桔 甘

半夏散

仲景所謂少陰病咽中痛者 搗篩白飲和服方寸匕、不能散服者、水煎令小冷少少嚥之

半 桂 草

四逆湯

脈浮而遲、表熱下利清穀者、手足厥脈微欲絶、身反不惡寒、面赤色、或腹痛、或乾嘔、或咽痛、或利止脈不出者、 加減法、面赤

色者加葱腹中痛者加芍利止脈不出者
加薑自利不渴者傷寒論所謂太陰病也
當溫之至此湯一名通脈四逆湯

甘附[扌+姜]

薑姜湯
元氣頓虛脫者

薑[扌+姜]

理中湯
調胃虛理中焦下利清穀難止　大病差
後喜睡久不了了者至理中丸或加附

薑朮[扌+姜]甘

傷寒解後虛羸少氣氣逆欲吐者

竹　羔　半　甘　麥

瓜蒂散

病如桂枝證頭不痛項不强寸脈微浮胸中痞鞕氣上衝咽喉不得息者此為有邪也當吐之

瓜　赤豆　豉

○瘟疫　蝦蟆瘟　大頭瘟

家方排毒劑

頭大腫如瓜瓠及面或腮頤云大頭瘟咽

喉腫痛失音頭筋張大者俗云蝦蟆瘟遍身紅腫發塊如瘤者或頭上成磊塊者云疙瘩瘟又所稱瓜瓤瘟胸脇高起者所稱有也以上症皆時行之氣使然有此症則擧家傳染故屬瘟疫以下四劑適擇用之不可久升何則以主疫也　或加荊防柴桂湯

白虎湯

熱壯而渴者或咽喉腫痛飲食難下者加桔主之

小柴胡湯

防 桂 歸 蔓 羔 獲 甘 芎
杏

甘桔湯
咽喉腫痛者、痛甚腫塞水漿不下者加纔
鼠霜或加皂莢礬石

○中寒

主方、
蒼朮 桂 附 木 姜

附子理中湯
冬月中嚴寒身疼痛洒洒惡寒翕翕發熱

而赤或有汗重則口禁失音四肢強直泄利或清穀者

四逆湯

衝突道途一時為寒氣所中昏不知人口禁失音四肢僵直厥冷者或自利不渴者

建中湯

四肢攣急腹疼痛者

蔘附湯

元氣脱手足厥冷脈微者

灸

天樞、中脘、足三里、三陰交、

○中暑

人參白虎湯

暍症、身熱、煩渴、口燥、舌上有苔者、甚則昏
不知人、手足厥冷

五苓湯

小便不利、渴者

一方

中熱輕症

升茯苓甘　或加果知

又方

暍症手足熱身體倦怠頭重或小便赤而
頻數

茯 半 薷 朴 橘 升 甘

熨方

急症卒倒以熱湯加鹽酒浸帛熨臍上急

無湯則代以小便

○中濕

五苓湯

小便不利四肢浮腫而渴者

家法排毒劑

風濕兼中發熱身體重牽攣掣痛者

暴雨所襲、或臥卑濕之地、新造之宅、或遠行侵雨涉水、或山澤蒸氣所中、傷腰痛身重、小便澁、四肢倦怠不舉者、

茯朮附桂芍甘　或加升

○痛痺　風毒腫　鶴膝風　手痺　脚痺

家方排毒劑

或加巳半桂、或加附將。初發如風邪惡寒發熱、頭痛、遍身筋骨走注疼痛、俗所謂痛風也、又痛甚、則歷節疼痛、如虎咬狀、故名白虎歷節風是也、並治醫書所謂風毒

腫、鶴膝風、脚氣、手氣、

家方解毒劑

或加牽挂痛甚加將熱解後、歷節疼痛

不止痛處為腫小便不利

小續命湯

初發痛甚冬與此湯發汗

麻　桂　歸　葠　羔　芎　杏　甘

姜

桂麻各半湯

治難發汗

桂　芍　麻　杏　甘　姜

加著治風毒腫

神祐丸

以水丸但散尤有效痛甚與三十丸或五十丸取瀉下實人至之勿施虛人

一方

通芎獨恐桂芎附將

甘　一

右治痛痺尤良

牽牛丸

頭末一味糊丸

溫泉　但馬城崎新湯

治痼疾手足拘攣及鶴膝風風毒腫脚氣

手氣

硫黃湯　風毒腫、痛痺、須浴此湯

蒸方

槐花、或酒糟、或紅花、熱湯蒸熱、裹帛布、溫痛處、汗出為度、日數遍用此法、以知為期

灸

食療　乾過臘魚　雞　野雞

蜞鍼法　雀膝風　風毒腫並宜之　蜞即蛭也、令吸患處、昨年京師有蜞工、

此方擬脫半夏

桂枝加升麻湯

瘧疾初發惡寒發熱頭痛狀如傷風寒疑似難辨先與此湯

家方順氣劑

加圭茈芎苓　瘧疾不論虛實輕重有汗無汗脈自弦與此湯以下二方隨症選用不可早用截藥期邪氣稍減可行灸或截藥也

小柴胡湯

柴胡桂枝合湯

桂　芎　茈　苓　蔞　甘　姜

蔞姜湯

老人瘧疾、元氣難勝、宿藏發動、口失五味ヲ

飲食難ク下諸藥不效、又ヒ虛脱者、漫姜各一

錢煎山湯、發ニ前二時或發ル日五更、連進二貼、

無力者以水ヲ代テ漫武送ニ下黑丸子

白虎湯

加桂ヲ　夏月熱甚ニ渴欲飲水者、

截瘧方

一味常山飲發ル日早天、空腹頻服ヱヲ稀粥

少許取ル吐ヲ

一方　擲青知常

木梳巨者無梳巨則用拼亦可也

灸

五六發後可灸自九至十六及章門徹腹癰久不愈及有癰藏者無如灸癰後勞瘵脹滿多灸僅得萬一之幸

○痢

家方順氣劑

痢初發大便一二行瀉下後出腸垢臍下疼痛裡急後重身涼脹緩漸加步稍寬疑加將去茯半有嘔加倍半姜嘔家之聖藥

也三日五日後芎藿連木枳類隨症加減

大承氣湯

臍下痛旁及少腹者輕若中脘鳩尾痛者

是劇症頻併窘困痛甚者　二三日元氣

未虛時急返大小承氣疏滌四五日後加

減治之　小承氣湯

大柴胡湯

初發熱甚用大小柴胡瘦痢加升桂

小柴胡湯

加芎枳朴

黃連解毒湯

半夏瀉心湯

以上三方、有熱似挾熱利者、或有毒難疏滌者、小兒最宜選用

建中湯

主形氣衰弱、腹痛一二日、手足冷者、老人難消劇劑者、加附將

理中湯

或加桂、去蔓、亦可、或加附、肉豆、或加茯半

主痢日久、腹痛裡急後重微者

建理湯

或加茯半、或加木

此方有茈苓無蔆甘可疑

桂 芎 茈 苓 蔆 朮 姜

五苓湯

口乾咽燥小水難分利

蔆姜湯

送下黑丸子或香連丸主急利煩虛噤口

乾嘔者或用熊膽可也又主治産後日近

有滯加丁

一方

茯 半 姜 木 藿 或加棒

又方

茯 半 姜 木 蓬 姜

……多氣壯實能食者初發喫之為佳

香連圓

木中連大　右二味、細末糊丸、或加茱萸少、

牛扁丸

一名關牛兒草、連采莖葉燒存性細末糊丸、痢初不分輕重、當與數十丸、下利穢物。

治中散

或加木、主下久痢無努責、腸滑、或休息痢者。

赤石脂禹餘糧湯

主腸滑肛脫者。

灸

中脘　天樞　腰眼　自十一至十六

初發灸最可也、素有宿癥惡藥氣者、莫如灸努力甚、腰力罷者、兼治痔痢不了了者、

食療

痢後元氣難復、羸瘦或壞作鶴膝者、及小兒痔利皆可用也、

鰻鱺魚　雞卵

○食傷 滯食

搨湯方

傷食、腹痛吞酸、不吐不瀉、揮霍撩亂急、以三味搨湯取吐、吐瀉後煎湯可也、

木藿　捲　挂　拆　裁

家方順氣劑
加益木宿雀拆麥之類手足冷加附傷
食吐後用此劑滯食並治

大承氣湯
滯食痛在下部不瀉逆用大小承氣吐後
痛不止胃中不和者謂胃承氣亦可也

小承氣湯

理中湯
滯食吐瀉後下不止者

附子理中湯

吐瀉後手足厥冷瀉下不止者

四逆湯　或加漫

漫附湯

右四方脈伏四肢厥冷者吐瀉後元氣虛脫者不問四肢厥冷者用之

黑丸子　備救急

備急圓　絞痛窘迫不瀉急用之取下

熨方　鹽酒熱湯熨臍腹

溫鹽湯　欲吐不吐欲瀉不瀉乖隔升降不通急用鹽湯取吐

灸

[illegible]湯藥入口即吐者灸為最

[illegible]部自十一至十四微腹亦可吐傷

食無吐下腹痛甚者灸灼數百壯以吐而

痛止為度

天樞　上脘　中脘

○骨蒸勞　內傷欬嗽自汗盜汗遺精渴症

家方順氣劑

加朮、芍、薑、茈、甙、歸、柴、苓、知、貝、麥、果、味、膠、桑、

之類選用　骨蒸初發似風邪

家方潤凉劑

加桑、麥、味、歸、茈、半之類有自汗盜汗者加

牡朮叢瀉者加朮殘　主勞熱吐白沫有
欬血者酒客或用心生理者及內傷者凡
如此證非灸無以開鬱温養氣血者夫湯
藥則應接之具耳

小柴胡湯

有寒熱往來者隨症加減

生津丹

主欬　莎　茯　葠　煉蜜擣和

黑丸子

灸

自九俞至腰部膏肓或七九脊際亦可也
數百千萬以愈為度

金匱要畧云治冷勞謂熱少也

黄耆建中湯

加朮牡龍　主自汗盜汗

食療鹿䳒雞牡蠣肉鰻鱺魚

建中湯

加蛎龍或連朮　主遺精

家方順氣劑

癥瘕動者逕兼用黑丸子　食療同盜汗

家方潤凉劑

濁症大抵治方與遺精同或用此劑

○鼓脹 腸覃 石瘕

家方順氣劑

擇加倭术、莪、芎、腹、沉、桂、附、果、之類朴、果為主、

肚腹脹起中空似鼓是也、已成鼓勢者、難治、稍見其機則速灸、以此方為應接有得間治、並主癃痢後大病後之脹、

小承氣湯

急脹由此湯取下脹湯失氣頻頻發若可治腹肚膨脹硬大、見青筋臍凸四肢枯瘦有水氣、呼吸短促者、不可治

桃仁承氣湯

[illegible]湯[illegible]日不久形體未衰者、

蟾連丸　凡屬蟲者、小兒腹最可也、

噎

家方順氣劑

擇用果、牡、膠、或加附　　常人偶噎者、非疾、

五十以上噎、固死症、無術之可施、但方將

萌之時、省思慮、廢家事、艾灼數萬肉養不

怠、而以此劑為應接、則可免其患也

燒酒

少間快胸膈、怫鬱

炙

食療　鰻鱺魚、雞卵

○　痱　瘂瘓　健忘　卒倒　蘇後

建中湯或加附

家方順氣劑

加桂、附、稜、莪、芎之類

桂椒酒

醇酒一升，貯瓷器中，投桂、椒、蝮蛇，密封三十日而成，沍節飲之。

和方

治諸脫血發痙

渇刺　葛刺　渇葛　葛竄

桂枝湯　四逆湯　附子理中湯　建中湯

溫泉　硫黃湯　灸

反鼻交感丹

桂三錢　芎茯　蔆各六錢　芡實一分

蛇一分　丁五錢

桃仁承氣湯　有舊痰兼血證者之

灸

參附湯　卒倒者之

三生飲　或加木蔆

　星烏附

人參半夏湯

枳實厚朴湯　兼滯食者宜之

小承氣湯　加枳子

家方順氣劑　加木

熊膽

灸丹田　氣海

建中湯　蘇後宜之

桂枝湯　加半稜附朮或姜蔆

家方順氣劑

擇加烏附朮茱萸莪桂芍之類

建中湯

黑丸子　惡苦味者以順氣丸代之婦人尤

可也

熨方

蒟蒻煮温熨痛處

灸　温泉　藥湯　腰湯

通滯丸　疝積便祕

○蟲症

家方順氣劑

擇加木饅莪椒連之類

一方

乾漆　蕪荑糊丸

黑丸子　蟾連丸

熊膽

食療　鰻鱺魚　山蛤　臭梧桐蟲

灸

煎齊

加桂芍朮茯苓之類

黒丸子

灸灼足部亦可也

○怔忡　驚悸　不寐

白虎湯

加茈苓竹

酸棗湯　病後虚煩不得眠或加焉

酸甘知茯芎

家方順氣劑

黑丸子　蟠連丸　奇應丸

○癲狂癇

白虎湯加果芩芎柴　兼用滚痰丸主之

涼膈散

苛堯將卮硝桔芩

小柴胡湯

去薑加芎知

小承氣湯　大承氣湯

加术莪芎或苓果蒸之類

狂症兼癇者宜之、

黑丸子　熊膽　灸　飛泉

沉香丸　即平心丸也、

○翻胃　嘔吐　惡心　嘈雜　吐酸　吞酸

家方順氣劑

加倭术倍半用生姜自然汁　嘈雜加牡

反胃嘔吐、惡心吐酸、嘈雜、諸症、因積癥

者、宜用此方加減、兼灼艾三十左右、反

胃有因結毒者、當審察施治、四五十以上、
僅有此症、必是噎症、

半夏生姜湯

牡蠣末　嘈囃用之妙、

黑丸子　蟲症、或積症者、最可也、

蟾連丸　因蟲者、

奇應丸

灸

○哮吼喘

厚朴杏仁湯　或加半竹生姜自然汁

氣劑

加杏果竹姜莪之類或竹瀝姜汁

黑丸子　生蛞蝓　灸

食療　大牢　寒中撰鮮肉可食

○泄瀉　痢瀉

理中湯　薑附湯　五苓湯

家方順氣劑

加朮芎或蒼朮痢瀉加芎桂熱瀉加連尤

可也

一方

加藿、或桂、或半、

伏 薯 木 朮 掕 甘

瀉心湯 熱瀉主之、

治中湯 者間有之、

久瀉胃虛者、久服此散、兼灸數萬壯、得治、

家方解毒劑

去將加枳、或桂、治結毒久瀉難止者、理中湯五苓湯瀉心湯等劑無効者、必有因結毒者、宜試用此方、

土器一味九

[illegible]理中 五苓 瀉心

秘下止者下焦瀉也宜與此丸

食療　水禽不宜

○水腫

鯉魚湯

赤小豆湯

茯通　陸　桂　豉

五苓湯或加沉或去桂沈附隨証可用有喘氣者

加朴杏竹半可也

茯苓半夏湯　或加蔘或加桂

神祐九散

疥癬内攻為實腫者或便秘腫大困窮者急與之取瀉下得暫時快而後當處劑

十棗湯　實症者主之

獨活湯

風寒濕邪遍身骨節痛或作水腫者宜之

又疥癬諸瘡内攻為腫者

獨　朮　猪　歸　芍　茯　澁　半

橘　木　甘

家方排毒劑　因風濕者

家方解毒劑　因結毒者

茯　朮　蔘實

一方

茯　通　枳　或去枳加桂

一方

或加減藿朮　近歲用此方得効多也考

是胃氣鬱塞者又有腫堅實可稱風水者

加麻得即効

茯　澤　麥　曲　桂

越婢湯

腫在上部發汗可解者考審其症而後可

與勿容易

桂芎麻羔甘姜

一方　茯腹　蔘實

一方　茯沈附　或加燈心商陸

温泉硫黃湯

○消渴

白虎湯

或擇加麥葛芎歸之類

蔘白虎湯

加果知苓或加將取下利二三行亦可也

食療　果贏餅　葛餅　胡麻　蜜湯

雪花菜　白湯攪之日噉之得效者間有之

〇黃疸

茵陳五苓湯

本方加茵蔯惡蔯氣者去蔯或加朮將

茵陳大黃湯

大便祕結者

蔯　將　巵　枳　朴　滑　甘

四君子湯
虛人宜之或加桂附沈蔻類
蔘　朮　茯　甘
熊膽
食療　蜆
○黄胖
平胃湯
蒼　朴　橘　皂　甘
家方順氣劑

皂礬丸名平胃丸

（一）結毒　淋疾臁瘡痈瘡　癥瘡疥瘡便毒

家方排毒劑

家方解毒劑

淋疾加茉或附滑

一方

主淋疾茯通芎茉甘竹葉

食療雞肉為最鼠肉鼈肉次之

温泉

一方

治疥癬瘡巴姜

右二味臨時和點

神祐丸

紫癬入裏爲水腫用之

行餘醫言癜瘡門參考

諸痛

○頭痛有黴瘡風邪結毒三因治法當求各門

家方順氣劑

白芷一味糊丸

○腹痛

建中湯

或加烏附茱。因瘀血者加索莪

黄耆建中湯

右二方、惡苦味最可

家方順氣劑

加芎桂附茱

五靈脂丸

或加索

治結毒、或蓄瘀血塊

○胸痛

家方順氣劑

擇加芎索桔莪之類

半夏瀉心湯

○脇痛有結毒癥二因可考各門加索

家方解毒劑

家方順氣劑

○腰痛

建中湯

家方順氣劑

家方解毒劑　加桂附

〇痔漏　脱肛

家方解毒劑

馬膏或熊膽猪脂之類點之肛脱者塗之

以綿推入

辣茄丸

食療　牛肉　鼈肉　兎肉　雞肉卵亦可也

灸

温泉

蒸法

諸血門

○吐血　欬血

家方潤凉劑

加ニ歸芨艾ヲ

芎歸膠艾湯

芎歸 膠 艾 芍 芐 甘

當歸建中湯

○衄血

巵子蘗皮湯

或、柴胡湯、加ニ巵ヲ

黄芩湯
芩　蓡　桂　半　姜

○便血

家方解毒劑　加芩歸

理中湯
或加歸芎或加蓡附朮

一方加蓡朮可

求　耆　芩　附　竹　升　甘

○下血

家方潤涼劑
加桂芎朮稜或歸芎
○溺血
猪苓湯
家方解毒劑
一方　果知苓膠艾芎參甘
一方　漫茯歸芎赤石
一方　歸芎耆升芍苓甘
一方　甘草一味細末白斂送下
凡膠艾芐芍歸芎升知苓朮果卮之類逕

家方排毒劑

加危將檗菊芸連芎歸之類

洗眼湯

治赤眼痛或加茯苓檗

菊　歸　芎　連小　礬小

右水一合煮取半合礬石多則眼抯攣

灸

肩井　扶分　魄戶　膏肓　神堂

肺俞　足三里　三陰交

四苓散

加藥蒼朮治雀目至妙

求　茯　猪　澤

蟾連丸　主疳眼

食療　鰻鱺魚及腸煮食妙　山蛤

雞肝

灸　疳眼不問虛實可灼灸

○目

家方排毒劑

加通辛或蟬痛甚加芎

家方解毒劑　加將蕉

小柴胡湯　柴桂湯

麻黃附子細辛湯

家方順氣劑　加苓柴

辣茄丸　雞肉

○口舌

白虎湯

家方排毒劑　家方解毒劑加減

升麻葛根湯　或加果芩

甘桔湯　或加升或羔果知

家方解毒劑　主重舌

一方　硼小　辛大

右細末以三稜針刺取血以管吹藥

○牙齒

連辛湯　連　辛

白虎湯　或加連辛　加果苓治齲齒痛

一方

口舌赤可　芐　獨　防　辛　羌　荆

升麻葛根湯　或加果苓

○咽喉

甘桔湯

擇加防升危蒡礬苓之類急症加鼹皂礬

太[illegible]最佳
家方排毒劑
有風邪者加芎果桂苓之類有喉痺成熟
路者加柴苓桔果芎升之類以指爪傷之
最佳凡果桔升芎知貝連葛柴芎辛羔防
甘櫱之類宜擇用

○小便閉

十棗湯或神祐丸　導水丸　猪苓湯

一方茶通茯沉滑

一方牽通將枳桂

一方　遺大滑　桂中茱中附小將

硫黃湯　熨方

灸丹田　腰眼

○大便閉秘結

大承氣湯　小承氣湯

麻仁丸　備急圓　神祐丸或散

蜜導　灸　腰眼

○癰疽腸癰

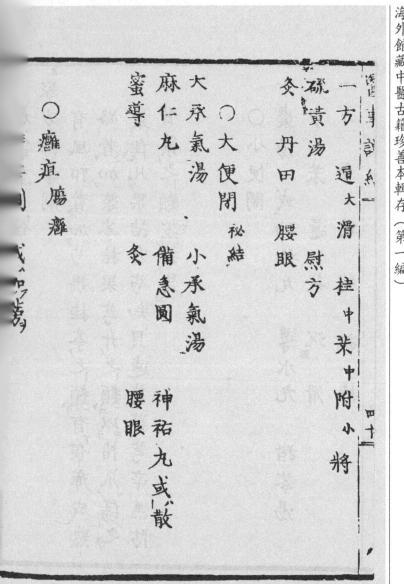

或加歸芎或加附並治腸癰

大黄牡丹皮湯

薏附湯　薏姜湯

自古内托多用芷今人惡芷氣故不用

補中益氣湯　桃仁承氣湯

一方

薏附芎將桃甘

一方或加桂

薏苢芎歸附甘

右四方主腸癰

食療　雞卵　反鼻

○疔

家方排毒劑　加櫻皮

一方

羌　蒡　將　桔　升　芎

○瘰癧結核

家方順氣劑

擇加果芩薏貝桔

家方排毒劑　家方解毒劑

食療　果贏餅

家方排毒劑 加羗薓

一方

或升芎桂薓耆朮歸苓

一方

芈藜桂芎歸甘

〇打撲

一方 日久者加附

芈樸芎桂中將小丁甘少

溫泉

硫黃湯

婦人科

○經閉 血塊

家方順氣劑

擇加芎歸桃紅芍稜桂附之類

當歸建中湯

婦人血枯經閉或腹痛者或逆經吐血不止加蔓芩果

桃仁承氣湯

或去芒硝 婦人壯盛經閉者當專攻之

血塊宜此湯

抵當湯

婦人小腹滿如鼓脹小便難而不渴者此爲水與血結在血室也

辣茄丸

一方 土 芎 桂 䗪

家方解毒劑

加桂芎歸 下物臭氣甚者必因結毒也

此劑主之

灸 食療 溫泉

○妊娠

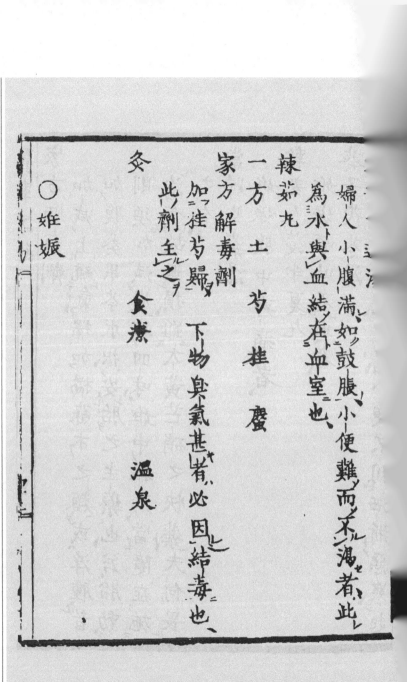

家方順氣劑

加減主疏氣擇加橘蘇木之類或浮腫者

加腹葵果苓朮枳安胎之主藥也若胎動

則須加減用此四味妊中雜病當隨症施

治有故無損雖大黃芒硝之快藥夫何畏

之有

當歸芍藥湯

妊娠腹中疞痛者

乾姜人蔘半夏丸

妊娠嘔吐不止者

葵子茯苓湯

小□□便不利洒淅惡寒起

○惡阻

黑丸子　順氣丸

灸

惡藥氣者勿強用煎湯久咳有熱欲成勞

症者灸數萬壯必勿忌灸

○妊欬

一方

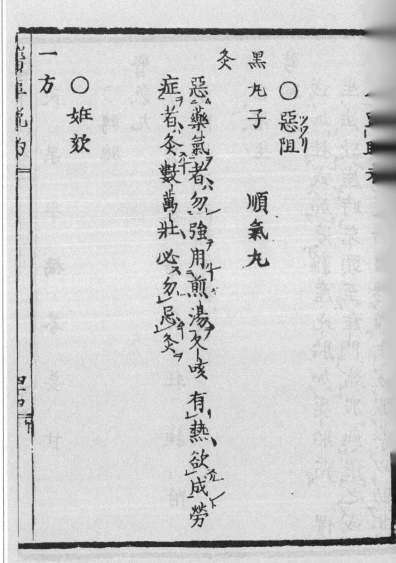

茯果半橘・苓姜甘

○轉胞

腎氣丸

芐薯茱澤茯牡桂附

蓯附桂沉之類可撰用

○催生

芎歸湯

或加桂或加蓯難産死胎加鹿胎霜　催

生法欲産時兒頭至産門當服藥催之或

[illegible]服藥以助其

冬葵子湯　或海蘿

破水過早產道乾者、外臺秘要云冬葵

子散治妊娠淋、胎動不安

葵　此　桑　茯　芎　歸　姜　葱

○死胎

芎歸湯

加葵或元氣衰者加葠附捿挂及芣葵通

滑恐之類須擇用胞衣不下亦同若胞衣

不下則要使產婦心懷安泰矣縱淹延數

日不下亦無害也、臨事愴惶、穩婆妄用手

法由是多致損可勝歎哉

熊膽　鹿胎霜

○產後　小產治同本產

鹿胎霜

芎歸湯

擇加桂芎倭木或茈苓危藥

獨蔘湯

產後血暈不省人事者氣急熱煩者加童便

蔘附湯　四肢厥冷氣弱者

小柴胡湯

[illegible]得風四肢痛若煩熱頭痛

產後吐不能食

竹葉湯

產後傷風寒發熱面赤喘而頭痛者

竹　葛　附　桔　蓡　甘

當歸建中湯

或加蓡　產後虛羸不足腹中刺痛不止呼吸少氣或少腹中急攣痛引腰背不能飲食或崩傷內衄不止加芐膠若無歸以芎代之無姜則以薑代之

蓡半湯　嘔家用之

蓡　半　甘

一方

茯 半 枳 朮 姜

枳實芍藥湯 腹痛不止者、並治經水不利、

枳 芍

一方

下瘀血、 將 桃 䗪

大承氣湯

產後七八日、無表症、少腹堅痛、是惡露不盡也、大便乾燥、發熱、日晡所煩燥者、不食或譫語至夜則止

白虎湯

加減芩歸芎芍桂之類、 產後發狂

去核加竹

將 芒 危 苓 堯 菝 竹葉 甘

熊膽 鹿胎霜

薰醋法

姙娠家當預備釅醋炭火凡血暈不省人事者盛釅醋於器中投炭火使醋氣薰蒸入鼻內則蘇

通乳方

桔 果大 蘇中 藿小 甘 干瓢戔

一方

果 桔 通 枳 藿 茯 甘

回乳方

神麯二錢研酒服

一方

麦牙二两為末每服五錢白湯送下甚良

小兒科

○臍風撮口

熊膽

一方

將芩連

小兒初生一七日內被風忽為臍風撮口

[illegible]諸兒[illegible]其[illegible]良可憫也

[illegible]齒上有小胞子如粟米狀以温水蘸熱帛裹手指輕輕擦破即口開便安不用服藥未知然否記以備後考此一方亦有試効故記之

○口瘡重舌

小兒夜啼欲飲乳若口唇到乳上即啼而不乳者急取燈照口若無瘡舌上必腫也重舌者舌下腫突其狀如又加一舌故謂之重舌非真兩舌也

一方

羔　桔　甘

家方五香湯

藿　木　丁　乳　沈　將

一方

芩　連　甘

熊膽　甘草

○夜啼客忤

小兒夜啼不止者，必有痛也；客忤者，見生人氣，忤犯而啼也。

熊膽　炙　甘草

加蚕蝎竹主牙關緊急、壯熱涎潮、上視反張、搐搦頭動。

家方排毒劑

或加蚕蝎自風邪發驚者、先與此湯

一方

羔將芩連木草

熊膽

昏悶不醒、口禁者、急開口灌下

黑丸子

灸

腹部、章門、涌泉、徹腹

證甚衰出聲者、必至發聲

○慢驚

建中湯

加蔓附、四肢微冷、口鼻氣微、手足瘈瘲

腹掣痛者、

附子理中湯

朮附湯

朮　附　甘

四君子湯

慢驚雖難治之症、而預備、此四胸隨症加

……言又灸而間得治者

熊膽　黑丸子一　灸

○痟癖

六味丸

大便秘結小便澤濁解頤並主年長不能言不能行者

芐　薯　茱　澤　茯　牡

熊膽　黑丸子

膽連丸

皮黃肌瘦髮直尿白肚大青筋好食泥炭

茶米之類或便秘有時瀉腹內積塊諸蟲作痛

食療

鰻鱺魚　山蛤　鼠肉　臭梧桐蟲　螽

灸

調理乖違飲食失節甘肥過度又久吐久瀉久汗久虛久欬下血久瘡之後皆成疳其症面色痿黃眼胞微腫作瀉四肢消瘦腹肚脹大行步不能頗能飲食作渴或發熱等症無效灸須兼用食療熊膽黑丸子蟾連丸殺蟲藥

○痘瘡

絲瓜湯

無論痘與非痘嬰兒身熱呵欠煩悶睡中驚悸噴嚏眼目濇鼻氣粗手足酸軟即逕與此湯若有雜症隨症加減凡輕症順候自初發熱至結痂不須易劑或不與藥亦可也身熱甚腹脹喘加麻杏木驚搐時發兼用熊膽嘔家加半夏煩渴加果麥瀉短濇加茯通茱腹祕結加歸芎朴枳二三日後痘症定則加歸血熱多則加蕘紅祕結喘滿壯熱煩躁面目浮腫唇燥舌苔甚則身

一本作危

醫事說約　卅二

反惡寒四肢厥冷加將紫譫語狂亂加羔
知咽喉痛加倍桔加旁瀉血加犀危芩便
血加桃連芩欵嗽加果杏味傷食嘔吐酸
臭加半藿益木麥之類泄瀉加茯朮腰痛
加獨腹痛加桂倍芍元氣虛溺便瀉者蔓
蓍朮木之類斟酌加減表實者勿加蓍有
汗加蓍痘出後三四日當出齊如出不快
加桂芷溺澁加茯見點頭焦而色紫者血
毒熾也加紫茜羌羔滑辰之類舌苔加連
芩危蘗便秘舌黃苔加將大都治痘當先
詳辨虛實而後議治一見點色白不紅不
……中唇舌淡白或吐或

脉冷神氣虚弱表裏皆
虚也治從虚例苔白起皖光唇舌赤紅非
虚也三十日後當漸變紅紫倘作虚而治之
誤人不淺淺矣出兩日而大便秘舌無苔
乃血熱也非毒壅也宜清解點見身熱毒
味盡也但所感不同有寒氣外鬱者有熱
毒内鬱者兩者俱散之内鬱黄苔下之至
色漸焦紫隱隱不出而身熱壯甚或肌肉
腫亮再大發之堯蒡麻紫附蚕蝎甲蟬之
類擇用隊伍五六日候當起脹如起不快或
皮薄易破色不紅活眞虚證也加蔑耆芷
桂乳酒七八日乃灌膿時也如停漿不灌

血色淡白或灑清水倍加蔓著芷桂酒乳寒戰泄瀉灰白癢搨皆不能免一見此證用加減異功散隨症進退若膿色一足唇舌轉紅又惟照本方酬酌加減加茯苓以助收斂耳不可拘泥溫補也凡虛症而反見腹脹喘急便秘而渴咽痛煩躁皆病淺藥深之過也九日十日結靨之時也虛症用蔓著朮茯丁香桂血熱用芩連竟解毒虛與實視唇舌紅不辨之虛熱渴飲無休加果麥味多利小便瀉下甚者難治半靨半不靨而作瀉者不必憂非貫膿時之比[illegible]誤用作劑也當

熱一利者用芩連朮、勿誤認為

瀉下治之。十一二三日、有形如火燒煙薰者、

死生難決。若聲清能食眠臥安、爬破淋漓、

神氣清爽者生。反之者死。又當辨虛實治

之。唇舌潔淨、溫補兼清解之。唇燥舌苔便

秘、泻單解之。凡當醫時、而流漿不止、加朮

淡、或腐爛而和皮脫去者、倒醫也。加蔓著

丁桂主之。結痂後、餘毒結癰、咽喉腫痛、口

舌生瘡、或目赤腫痛者、泻審虛實、擇用排

毒解毒之劑。

絲升　芎　桔　甘

家方排毒劑

或加桂芍　主痙初熱頭痛腰痛甚者並治痙後餘毒傷風寒

白虎湯

主痙純紅臉赤而眼紅口氣熱唇口腫痛煩躁悶亂循衣摸床小便赤大便祕身如火發班譫語實熱等症並治口氣臭

桂枝白虎湯

治痙欲出未出腹脹喘滿目怒面浮毛直皮枯蒸蒸煩翕翕熱壅遏內攻者

人蔘白虎湯

或加紫紅　白發熱至起脹時有熱症譫

或加升危連芩蘗　主痘毒多脣燥舌苔
或血熱熾為斑或青紫者清熱涼血

涼膈散

凡升散之後四五日之間猶有煩躁悶亂
作湯不食脣腫腹脹或大便秘澁或瀉青
黄水外則乾枯焦紫者四五日以上用之
可下六日以下當行補托也　咬牙加連
羔毒壅加甲麻

調胃承氣湯

或加半主内實便秘者凡内熱不便者
外必乾枯焦紫或無燥糞則不然勿用之

獨聖散

主ル痘四五日、偏身紅紫黒陥者、紫草湯ニテ送下ス

甲　麝　蝟

奪命散

痘乾紅紫黒、煩躁悶亂、便秘シ驚悸スル者、量リ兒ノ之強弱ヲ與ヘ之ヲ白虎湯ニテ送下ス微利スルヲ為度ト

紫　將　甘

芎歸湯

痘灰白色、根窠不紅不光澤ナラ

芎　歸　芎　紅　紫

……熱壅陷、毒盡熱清、但氣虛不
漿者、若七八日上、毒昧解者、鬱滯而無膿
者、加連升
蓍參
黃蓍建中湯
或加茸參、乾枯不潤、血枯不漿
加減異功散
或加蔻訶丁糯、凡痘至八九日、見虛寒症
即可與服之
茯參朮歸桂附木甘
參附湯
治虛證肢厥逆、寒戰咬牙、及四肢不起脹

者

理中湯

主胃虛瀉下或喫生冷水伏成腫或倒靨

者瀉甚加訶蔻

托裏發表湯

主風寒外襲或倒靨者

蔓　附　麻　桂　木　甘

加減消毒飲

或加芷枳朴　　主虛而結靨者自利加朮

附便秘加將

歸　芎　芍　桂　桔　蓍　蔓　甘

者滑 主瘡後一切癰毒
實症腹膨加腹
歸 翹 芎 柴 芩 通 旁 甘
加減潤燥湯
或加蟬柴芩將 治瘡後咽喉腫痛或口
舌生瘡或目赤腫痛者
歸 尭 芎 連 卮 果 通 薄 竹 甘
敗草散
瘡抓破作爛不乾者以此掩之經年蓋屋
草不拘多少燒脆為末摻上
松苓散
瘡爛者松苓粉撲之

薰囊法

茵茇荆共為末以紙撚條點火薰之

一方　荆霜摻之

○麻疹　水痘

家方排毒劑

或加桂枝　麻忌內實只宜解散初發熱

咳嗽噴嚏鼻流清涕眼胞腫淚汪汪面浮

腫腮赤咽痛惡心乾嘔泣避風寒表散則

腠理開暢而麻毒易出也　加減法有嘔

[illegible]痛音啞加蒡欵嗽加果芩若

疵旁蟬便秘煩熱甚

而難出者用將微利之或大柴胡湯下之

虛人加減須審虛實而施治也

小柴胡湯

或芎歸芍連巵紅旁堯隨症加減發熱汗

出者此毒從汗散有鼻衄者此毒從血解

但不可遏止若汗多血不止者遲加減此

方治之疹後餘熱口渴咳嗽不止兼血症

者加果知膠艾不早治後必為骨蒸勞瘵

兼用灼艾最可

白虎湯

或加減桂色紫赤乾燥暗晦者毒熾也

發熱煩躁譫語驚悸煩渴者此湯主之

竹葉石膏湯

疹退後見熱短氣煩躁或譫語或喘嗽或嘔吐或煩渴者疹毒內逼毒氣上行者爲嘔吐煩渴喘嗽等數症與此湯主之

家方順氣劑

或加連通升澤芎　毒氣下行則自利不必慮毒從利解須與此劑加減毒甚則裏急後重而爲痢倒加芎芩連通蔑實者加將虛者以蔑姜湯送下香連丸

甘桔湯

[illegible]欬[illegible]食或加蕪芩腫壅水漿不

大[illegible]解毒[illegible]並治餘毒結癰、口瘡

凡大人及婦、須深用意臨機應變斟酌施治孕婦者、恐毒蒸胎多受傷雖然壯強則無恙也、夫痘至內實胎落母亡疹至內虛胎去母存、此說殊瑩

家方排毒劑

主一切水痘隨症加減若無重証須參考瘅疹方而施治也、

附録

○九散方並經驗方

黑丸子 古方無衣

合歡五錢 沈香一錢 木香二錢 黃連四錢

熊膽三錢

又方 今方熊膽為衣

我朮五錢 合歡四錢 黃連三錢 木香二錢

熊膽三錢 一錢半為衣

一方

合歡五錢 我朮三錢 蘗皮二錢 胡黃連錢二

木香一錢 熊膽三錢

大香連丸

黃連六錢 木香一錢五分 水丸

甘遂　大戟　芫花各二錢

通滯丸

莪朮　俠莎各三錢　將軍一錢五分

平心丸

青礞石三錢　沉二錢五分　苓　將各四錢

三黃丸

將　連　芩各等分

順氣丸

莪　莎各三錢　朮二錢　乾姜一錢　木五錢

莪朮丸

莪　莎各三錢

五靈脂丸

五靈脂　玄胡索各等分

調中散

茯四錢　芎五錢　莪四錢　朴　术　藿　良各三錢

木各二錢　榔　丁各一錢　甘三分

治中散

术十錢　甘三錢　薑六錢　稜五錢

備急圓　將　稜　巴

蟾連丸　蟾　連各等分

奇應丸

熊膽三錢　淺　沉各四錢　麝一錢　金箔

麻仁丸　方見傷寒門

生津丹　莎　茯　稜　蜜丸

……胡連二錢

白礬丸 一方加鐵粉神麯

朮四錢 朴橘各二錢半 甘一錢半 綠礬十錢五分

暑蘇散 或加茴蓤赤豆

朮 桂枝中 楙小

鯉魚湯方 鯉魚自七八寸至一尺 昆布一尺五寸

右水一升二合先煮昆布取六合去昆布

內鯉魚煮取三合溫服惡苦味者去腸膽

惡腥者或加柚或楙芽

藥湯方 硫黃三斤 鹽三升 酒一升

右水四斗五升攪煮釜中減一分為度或

加糯米穀一二斗

藥酒方

酒一升　雞卵五枚　砂糖十錢　桂枝二錢

桝二錢

右浸酒十五日成而服之桂椒須盛囊

家方排毒劑

或加此苓其形如火燒而腫痛者名曰

火灼瘡此方主之

狗咬毒

近年天下狗瘈者咬之人則死灸為第一

上策其次用白虎湯承氣湯之類亦佳也

鵝掌瘡方

馬醉木卜錢　附子一錢

木香 少

右二味極末湯洗臉下瀉之凡壯者可用

虛人不宜

治丹毒方

赤小豆末　雞卵　右煉蜜合點之

治漆瘡　蘐蕎　一品煎洗

遺尿失禁　灸腰眼或十九俞可也

逆挽湯

痢病泄瀉之主也　先與此方可試虛實

蒼 一錢 唐或和　雎 一錢　茯 八分　樸 八分　穀 唐 五分

姜 二錢　甘 一分　蓡 六分 倍之虛者　加減方裏

急後重甚者加賓木倍樸風證者加酒製

芍倍桂

白頭翁湯

翁二両　連　蘗　皺各三両

柴胡抑肝湯

茈二分半　芍　橘　牡各一分　朮　莎　卮

蘇　甘各一分　曲八分　芎七分　羌五分半　芐五分

生地黃丸

茈　芄　芩各半両　芐　葯各二両

千金細辛散　治胸痺達背痛短氣方

辛　甘各一両　枳　姜　果實　芣　朮各三両

淮　茯各五両

附　朮各二両　桔　辛各一両　烏頭四両

右擣篩、絳囊盛帶之、所居閭里皆無病、有後疫病者、温酒服方寸匕、覆取汗、得吐則差、吞三四日者、以方寸匕内五升水煎合大沸、分三服、

[illegible]又背ノ方ヲ集ム先大人家ニハ奇應丸一粒金丹

婦人家ニハ龍王湯安神散小兒家ニハ萬金丹竜角圓古方

家ニハ紫圓備急圓ノ類ヨリ始メ各家ヲ部類シテ且諸家經

ケンノ奇方ヲ巻末ニ附ス

外科上池祕録　小本一冊　同作

此書ハ外科ニ用ル所ノ丸散并ニ膏藥ノ方ヲ集ム外科方書

最第一ニ

傷寒方　一冊　小本　東都医官　多紀法眼閲　中澤養亭作

此書ハ傷寒發病ノ初日ヨリ五日迄又五日ヨリ十二日迄ト初メヨリ二十日

餘リノ間ヲ分ケ藥方ヲ著シ其間ニハ或ハ下剤後發汗後不下色々ノ

證ヲ著シ各條ノ下ニ藥方ヲ著ス附録ニハ山田正珍先生ノ温疫
辨又ハ辟温方ナド委ク出ス傷寒ノ方此書ニモルヽコトナシ

救急選方　二冊小本

東都醫官多紀先生輯ムル所ニ先生ノ博覽廣才世ノ知トコロ也此書
古今ノ醫籍中ヨリ救急ノ奇方輯ハ實ニ先生ニアラズムテ此書ヲ
作ル事能ハズ四方ノ醫家必ズ藥籠中ニカクハカラズ

醫略抄　一冊　丹波雅忠著　多紀藍溪先生校

此書ハ今ヲ去ルヿ始ト七百年前ノ物ニテ晉唐ノ醫書凡四部ノ中ヨリメ
單捷ノ方ヲアツメ急病ヲ治スルタメニ撰レタル書ニテ其方ミナ奇驗ノ
書ニシテ今ニ傳ハザル本ニテ千金外臺ヲ讀ノ大ナル

萬笈堂藏版目録

江戸本石町
十軒店　英大助

金匱要略輯義　全六冊　大本

東都醫官桂山多紀先生歷朝諸家ノ説ヲ集メ及千金外臺等ノ書ニ引トコロヲテラシ異同ヲ考校シ且先生ノ按ヲ各條ノ下ニ附ス金匱ノ諸説コノ書ニモル、事ナシ實ニ註家ノ大成ナリ

古方丸散方　全一冊　小本

東洞吉益先生著ス処ナリ此書往年田信菴先生校正上木ス是歳マタ東洞家ノ分量考ヲ附シ重訂補刻ス

丸散兼用方機　全一冊　小本

コノ書ハ東洞先生作ニテ金匱傷寒ノ方ニ機変妙用アルヲ記シ東洞
翁常用ノ方ニ臨病ノ機変コノ書ニツキタリ且丸散兼用方書ニ

一本堂醫事説約　全二冊　小本
コノ書ハ香川先生常ニ坐右ニ於テ験セシ方ヲ集録ス往々藥選行
餘医言等ノ書既ニ行ルヽトイヘトモ藥論病論ノミニテ方ヲカク今コノ
書ヲ合テ全備タリ香川家ノ四剤ヨリ始メ先生ノ定方漏スコトナシ

上池秘錄　小本一冊　西川國華先生輯

同續編　全一冊　同作

同三編　全一冊　同作

編　全一冊　同作

[illegible]諳スルノ人必讀ノ書ナリ雅忠ハ日本扁鵲トイハレシ人ニ

廣惠濟急方　三冊　多紀藍溪先生著

此書ハ專ラ窮郷僻壤或ハ旅中ナド医者ニ乏キ処ニテ急卒ノ病アル片ハ坐ニテ斃ルヽヿヲ憂ヘ作ラレシ書ニテ平假名ニテコレヲ書シ一二味ニテ奇効アル方ノミヲヱラビ尤手近ナル草木虫魚ノ藥ヲ專ラトシ其形状ヲ圖シ又縊死溺死等ハ其手術ヲヱカキ又灸点ノ方モ委ク其圖ヲ出シ大人小兒急ナル大病ハ言ニ及ハズ諸ノ毒ニアテラレ犬ノ咬ミ虫ノサシタルナド或ハ火焼ナドニテモ如何ヤウノ人ニテモ此書ヲミル片ハ其療治ハカタ々、目ノミルベク誠ニ医者ヲ待ズシテ命ヲ救ヒ苦ヲ免ルヽヿヲ

得ル也故ニ人々不時ノ用意ニ一部ツヽ所持セズンハアルベカラザルノ書也而
ソノ方ハ勿論古今ノ方書ヨリエラビ出シ一々試験ノ良法ナレバ医家ト
イフ𪜈豈コレヲ欠ベケンヤ

傷寒論輯義 七巻 十冊 多紀櫟窓先生著

古来傷寒ヲ注スルモノ多ハ古書ヲ読ムノ法医書ヲ講ズル式ヲシラス
多ク意ヲ用テ恣ニ改竄ヲ加ヘ或ハ紙上ノ空談ノミニテ実用ニ益アラズ
先生ノ此書ハ四十餘部ノ注家ノ内ニヲイテ其長ヲエラビ短ヲサリ又
古書ニヨリテ異同ヲ正シ其疑シキ者姑ク諸説ヲ引テ敢テ臆改セ
ズ専ラ文理穏当ニシテ義理正平ヲ要トシ又古来医書ノ中ニヲイテ
[illegible]ノ意ニヨリテ巧ナル療治ノハナシ或ハ

……タル一以仲景方ニ加減タル方又仲景ノ遺意ヲ發明シタル一ノ傷寒論ニアヅカリ治療ノ助ニナルヿハ一〻毎條ニ附録シテ臨證處方ノ便トナス實ニ傷寒論ヲ解シ傷寒論ヲ活用スルノ第一ノ書ニシテ古來注家ノ企及ベキニアラザル処ナリ

脉學輯要　三卷　二冊　同前

此書ハ寸關尺三部ノ位ヨリ陰陽人迎ノ診法平人ノ脉病ノ深淺生死ヲ決スル法二十四脉ノ形状婦人小兒ノ脉及ビ八怪脉ニ至ルマデ古來脉書ノ精英ヲエラビノセ又コレヲ古徴ニ徴シ實驗ニタヾシ以テ按語ヲクハヘ凡脉ニアヅカルヿ此書ニノセザルト云ヿナク古來ヨリノ脉書コノ書ホド切正ナルハナシ實ニ医家第一必用ノ書也

醫賸 三巻 附録一巻 三冊 同前

此書ハ先生ノ随筆ニシテ神農嘗薬医学医科ナドヨリノ何ト云フヿナク薬品ナドニ至リ附録ニハ募原屠蘇ナドノ詳攷ヲ加ヘテ医書古来ヨリノ疑義ヲ辯明シ人ノコレマデ知ラザリシヿヲ見イタシ一々確證ヲナシ医学ノ助トナスニ是先生久年ノ積トコロニテ一時ニナルモノニアラズ又何レモ医者知ラズンバアルベカラザルヿニテ熟読ノヿナル世ノ好テ著述ヲナシテ博ヲ貪テ雜駁ニナルモノト同日ニシテ論ズベカラズ誠ニ古今未曾有ノ書ニシテ特リ医学ノミナラズ凡学者此書ヲミハ益ヲ得ルヿ少カラザルベシ

六巻　同前

内経ハ先生ノ家学ニテ此書ノ精善ナルコト世人ノ能知トコロナリ況ヤ今刻スルモノハ先生晩年ノ定本ニテ攷證詳密マタ餘蘊アルコトナシ醫道ノ大本ヲ明ント欲スルモノ豈此書ニ據ラザルベケンヤ

醫方挈領　四巻　同前

此書ハ方ノ祖ヲアゲ（四君子湯四物湯ノ類ノ如キ是ナリ）ソレニ加減ナシタル類方ヲ集タルモノナリ一々出典治證ヲアゲ王良璨ノ小青囊施沛然ノ祖剤ナドニ比セバソノ精博数倍ノ實ニ藥笼中缺ベカラザル書ナリ

痲疹心得　麻疹輯要方　痲疹纂類各一巻　合刻二冊　同前

心得ハ先生数次經驗ノ治術ヲ詳ニ國字モテ錄シタル書ナリ輯要

方ハ諸家ノ名方ヲ集ノ纂類ハ諸說ノ要ヲ摘タルモノニテコノ三書
アリテ治疹ノ事拾芥ヨリ易ミトイフベシ

櫟窓類鈔　八十卷　同前

此書ハ儒書ノ中ヨリ醫ニアツカリタルコヲ摘出シ類ヲ以テ纂錄
シタルモノ醫ノ政令ヲ始トシ證治方藥ノコハ云ニ及ズ書目醫傳
並ニ詩文ノ類マデモ悉ク採入セズト云コナシ先生ノ博覽古來醫家
ソノ比ナク此書亦天下所未曾有ノ盛擧ニテ其益甚タ廣シマ
コトニ不可無ノ鴻寶ナリ

櫟蔭先生文集　五卷

[illegible]文[illegible]ヲ求レニ意ナレトイヘ氏能俗習ヲ脱ノ自ラ雅麗

[illegible]ノ研討諸治ノ論説等發明スル所多シ其中ニアリ

醫籍考　一百巻　多紀栎窓先生著

此書ハ朱竹垞經義考ニ倣テ古来醫書ノ目録ヲ類列シタルモノニシテ歴代ノ史志及ビ各家ノ書ニ就テ巻帙序跋ヲ挙ゲ並ニ作者ノ履歴ヲ詳ニシ存佚未見ヲ表シ書ノ佳否道ノ源流燦トシテ明ナリ

疾雅　三十巻　同前

醫ノ事ハ病名ヨリ繁雑ナルハナシイマ先生博ク攷覈ヲナシテ正俗ヲ訂シ異同ヲ辨シテ以テコレヲ約ニ帰セシムルノ書也

名醫公案　五十巻　同前

此書ハ諸家治驗ノ巧妙ナルヲ纂録シタルモノニシテ古人臨證處治ノ曲折

ヲ會得シコレヲ今日ニ運用セントスル此書ヨリ善キハナシ

難經疏證　二巻　同前

難經ノ注ハ頗多ケレドモ大抵迂遠ニテ且稽古ニ疎シ今先生諸注ノ的切ナルヲ擇ビ更ニ攷證ヲ加ヘタル書ニテ櫟窓先生ノ醫經諸解ト並ビ讀ズンバアラザルモノナリ

名醫彙論　八十巻　多紀茝庭先生著

古人ノ病論異同ノ脱悉ク載セズト云フコトナシ一病ニ就テ名義脉法源因證候治法ヲ折タル大成ノ書ナリ

傷寒論述義　一巻　同前

此書ハ傷寒ノ餘意ヲ發明シ三陽三陰ノ大義變壞ノ諸候ニ至

[illegible]タラシメ仲景ノ條理ヲシテ一目了然タラシメ治術ニヲイ
テ明切ナル書ニシテ敢テ空言ニ急ナルモノニ非ズ

傷寒廣要　十二巻　同前

此書ハ古人傷寒ノ治術ニヲイテ切正ナル論方ヲ類録シタル書ナリ
輯義ノ羽翼ニシテ經意ヲ擴充シ事實ニ大有用ノモノ也

證治通義　二十巻　同前

此書ハ病因診察辨證ノ要領用藥治病ノ法則方劑藥物ノ理
蘊マテ諸家ノ精説ヲ摘出シ一々攷証ヲ加ヘ醫ヲ學ブモノヲシテハヤク
正路ニ入ラシムルノ秘帙ナリ

傷寒六經志　一巻　加藤猶龍先生著

三陰三陽ヲ以テ更ニ細分ヲナシ一百十三方ヲ配列シ方ゴトニ因證脉治ヲ揭ゲ劑ノ大意ヲ示タル書ニメコレヲ巾箱中ニ藏テ六士テ便利ナル書ナリ

經穴纂要　五卷　東都侍醫多紀先生閲　龜山侍醫小阪元祐著

此書ハ經穴ノ大成ノ書ナリ先生コノ学ニ於ルヤ淵源ヨリトコロアリテ加ルニ數十年ノ殫思研精ヲ以ノ著ストコロナリ故ニ引用スルトコロ殆ント百有餘家一穴ゴトニ明堂甲乙ヨリ明清ニ至ルマテ諸家ノ異同載サルトイフヿナクコレヲ素靈ノ旨ニ徵シ經絡ノ跡注ヲタヾシ更ニ實驗ニ質メ以テ折衷ノ定說ヲ立ツ且揆穴ノヿハ紙上ニテ何處何ナトバカ[illegible]ノ辨セズイマ每經ソノ一部位ニツキ或ハ六七穴或

[illegible]圖ヲ出シ一々ニ國字ニテ其トリヤウヲ示スヿ誠ニ深切著明ニテ提耳ノ告ルヨリイカデ此ニスグルヿアラシヤ挨點針灸ノ際巻ヲ開ケバ一目了然復餘蘊アルヿナシシカノミナラズ骨度同身寸禁針禁灸ソノホカ内景ノ説身躰ノ称同名ノ兪穴是ノ穴ニ至ルマデ詳悉具載セズトイフヿナシ蓋約ニテ審ニ辨ニシテ繁ナラズ実ニ良師ニヨラズ他書ヲマタズシテ經穴ノ指南コノ一書ニアリトイハンノミ

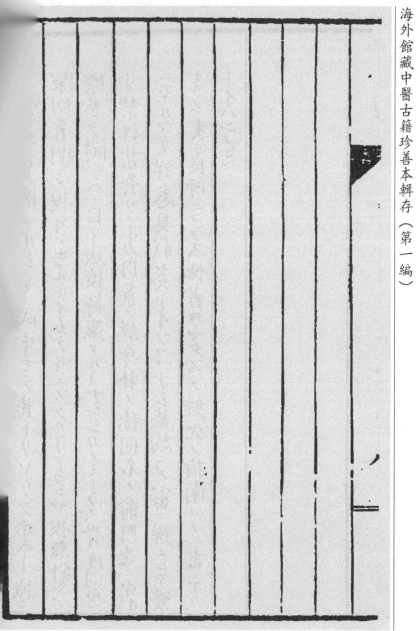

三都發行書林

出雲寺文次郎
大坂心斎橋北久太郎町 河内屋喜兵衛
同 安堂寺町 秋田屋太右衛門
同 博労町 河内屋茂兵衛
江戸芝神明前 岡田屋嘉七
同 日本橋通二丁目 小林新兵衛
同 同 山城屋佐兵衛
同 通壹町 須原屋茂兵衛
同 浅草茅町二丁目 須原屋伊八
同 本石町十軒店 英大助藏板
同 下谷御成道 英文藏